수도전지

■ 금선학회

금선학회는 儒·佛·仙 옛 선인들이 후손에게 전하신 민족 고유의 심신 수련법을 복원·계승·발전시키고자 국내외의 많은 眞人과 교류하며 연구와 수련에 매진하고 있으며, 현재는 중국 도자 전진도 용문파의 18대 계승자인 왕리핑 선생과의 교류를 통하여 정통 선도를 연구하고 후진들의 양성에 힘을 기울이고 있다.

사당 본원
☎ (02) 512-7233
512-7057

기의 세계 [13]
道家의 秘典
수도전지
(修道全指)

1996년 7월 10일 초판 인쇄
1996년 7월 20일 초판 발행
2001년 3월 15일 개정판 인쇄
2001년 3월 20일 개정판 발행

저 자·연 허 자
편역자·금 선 학 회
발행인·이 재 연
발행처·여강출판사

121-110 서울시 마포구 신수동 340-1
전 화·(02) 3274-0037~8
전 송·(02) 3274-0039
등록 제10-1978호 (2000. 6. 3)

ⓒ 금선학회 2001   값 10,000원
ISBN 89-7448-173-1   03150
잘못된 책은 바꿔 드립니다.

氣의 세계 13

道家의 秘典
수도전지(修道全紙)

煉虛子 지음
金仙學會 옮김

여강출판사

권두언

　지난 수 년간 저희 금선학회는 수행과 선도경전 연구에 정진해 오다 이번에 수행자들의 간절한 요청으로 절판된 수도전지를 다시 펴내게 되었습니다.
　2, 3년 전까지만 해도 세간에서 한창 유행했던 기공(氣功)에 대한 열풍이, IMF 한파와 더불어 국민경제가 열악해짐에 따라 자연스레 쇠퇴되어 세인들의 관심사를 벗어날 즈음, 근래에는 모 교수의 노자와 『도덕경』 강의에 대한 논란이 세간의 관심을 모으고 있습니다. 10년 전만 하더라도 도(道)에 대한 담론들은 수행자나 구도자 그리고 동양철학에 조예가 있는 전문가들의 입에만 오르내리던 주제였지만, 이제는 평범한 보통사람들조차 쉽게 입에 올리는 화제가 되었습니다. 그만큼 우리가 사는 21세기 사회는 정보의 흐름이 빠르게 확산되어 특정집단의 전유물이라고 할 만한 것이 없어져 가는 실정인가 봅니다.
　하지만 단순한 지식 차원의 정보라면 정보가 많이 퍼지면 퍼질수록 그 본래의 가치가 줄어들고 퇴색해 가는 것들도 있습니다. 그 중에 하나가 바로 선도(仙道)와 관련된 것이라 생각합니다. 이 책을 접하시는 분들은 선도가 무엇인지 모르는 분은 없겠지만, 선도는 도란 글자가 붙은 이상 하나의 수행문화인 것입니다.

바른 수행이란 몸(命)과 마음(性)을 둘로 보지 않고 성을 통하여 명을 이끌고 명을 통하여 성을 완성하여 인간이 태어나기 이전인 선천(先天)으로 되돌아가 궁극에는 오행(五行)과 음양(陰陽)을 초월한 진리에 합일해 가야 하는 것으로 생각되며 성(性)이나 명(命) 한쪽 공부에만 치우쳐 다른 한쪽을 도외시한다면 바른 수행의 길이라 볼 수 없을 것입니다. 항간에 천주교 신자들 사이에서 기공수련을 통해 어떤 경지를 체험하고 그것이 곧 성령의 은사라고 주장하는 무리가 교단본부로부터 징계를 받았다는 기사가 나온 적도 있지만, 진리에 이르는 길은 성명쌍수(性命雙修)하는 것이 그 본류라고 생각됩니다.

그런데 이러한 선도수행에도 역시 바르게 방향을 제시하는 역할을 하는 것이 있습니다. 그것이 곧 도가자연사상입니다. 다시 말하면 선도수행과 도가자연사상은 비행기의 양날개와 같은 것이라서, 그것이 어느 하나라도 빠져버리면 본래의 목적을 달성할 수 없을 뿐만 아니라 존재의 의미마저 잃게 되는 것입니다. 도가자연사상이 빠진 선도

수행은 차력이나 초능력만을 추구하는 것으로, 선도수행이 빠져버린 도가자연사상은 공허한 음풍농월(吟風弄月)에 불과한 것으로 전락해 버리는 것입니다.

그렇다면 선도수행에 대한 실질적 체험 없이 도가자연사상의 뿌리 역할을 하는 『도덕경』을 논한다면 본래의 취지에서 벗어날 소지가 다분한 것입니다. 정치철학이나 사회과학적 견지 속에서 어귀 해석만으로는 결코 『도덕경』의 참뜻을 알 수 없습니다. 또한 『도덕경』이 5천여 권이나 되는 『도장(道藏)』이라는 도교 경전의 근본지침이 되는 이유를 깊이 생각해 본다면 이는 『도덕경』 해석에 새로운 지표가 될 것입니다. 이런 취지에서 금선학회는 작년 가을에 선도수행에 입각한 도덕경 해설서를 발간했습니다.

선도가 하나의 수행문화인 이상 어떤 식으로 몸과 마음을 닦아야 할 것인지는 선도경전인 『도장경』을 참조해야 할 것입니다. 하지만 5천 권이나 되는 방대한 분량을 모두 독파할 수는 없는 일이니 그 중에 주류를 이루는 것이 무엇인지를 알아내야 할 일이 급선무입니다. 20여 년간 선도수련에 몰두해 온 본인으로서 선도의 주류란 무엇인가

하는 질문에 있어서 다음과 같은 예로 답변을 대신하겠습니다. 현재 중국 도교의 총본산인 북경의 백운관에서는 『수도전지(修道全指)』를 기본 교과서로 채택하고 있습니다. 그 외에도 금선학회에서는 『영보필법』·『대성첩경』·『동화정맥』 같은 경전을 발간했는데, 이런 경전들은 모두 정통 내단수련의 바른 수행지침으로 현재 중국도가의 도사들이 직접 수련하고 있는 수련서입니다. 그러기에 이런 경전을 통해 전통적 이론이 뒷받침된 상태에서 확실한 진법(眞法)을 펼쳐나간다면 선도의 본류에 들어섰다고 감히 말할 수 있겠습니다.

 선도 수행은 내공(內功)과 외공(外功)으로 나누어집니다. 내공이 호흡과 명상, 간단한 도인술을 이용한 수련이라면 외공은 근골의 단련을 위주로 한 수련입니다. 따라서 내공은 그 진전이 타인의 눈에 잘 드러나지 않는 반면, 외공은 타인의 눈에 금방 드러나고 금새 효과가 나타나기에 세간의 이목을 끌기가 훨씬 수월한 점이 있습니다. 그렇지만 외공은 생명력이 길지 않습니다. 궁극의 길에서 벗어났기 때문입니다. 물론 내공만이 궁극의 길이라고 주장하지는 않겠습니다. 내공도 내단(內丹)과 외단(外丹)의 수련으로 나누어지는데, 외단은 호흡과 명상도 하지만 주문과 부적, 약물에 의존하는 경향이 강하기 때문입니다. 따라서 수련자의 건강을 보장하고 건전하고 밝은 심성, 즉 생명력을 더해주는 길인 내단수련을 저와 금선학회는 종문의 주축으로 삼고 있습니다. 이와 함께 저희 금선학회는 묵묵히 자기 수련에 정진하는 것을 미덕으로 삼고 있고, 저를 비롯해서 회원 모두가 사회적 영달보다는 수행자 자신의 진화에 더 관심을 쏟고 있습니다.

그런 와중에 십 수 년 전 우연한 인연으로 만났던 중국의 왕리핑(王力平) 도인 역시 저의 이런 뜻과 합치되는 점이 있어, 그날 이후로 왕리핑 선생께서 이끄시는 중국 도가양생학회와 정식으로 교류하며, 현재까지 수십 명의 수련인들을 배출하여 한국 선도 발전에 도움을 주고자 하고 있으며, 현재 저는 한국에서보다 중국에서 왕 선생의 도가수련법을 함께 연구하고 있는 시간이 훨씬 많은 형편입니다. 물론 그것은 잡다한 세속사로부터 좀 떨어져 있어 오직 수행에만 몰두하려는 한 개인의 소박한 욕심이기도 하지만 말입니다.

한편, 내단의 길이 겉으로는 그 진전이 잘 드러나지 않는다고 하지만 거기에는 엄격하고도 세부적인 과정이 체계적으로 갖추어져 있습니다. 모름지기 내단 수행자는 일월(日月)의 도리를 체득해야 하고, 나아가 음양(陰陽)의 이치를 깨우쳐 몸 안에서 실체화시켜야 합니다. 음양의 이치를 실체화할 때 비로소 사심입정(死心入定)할 수 있으며, 사심입정이 깊어지는 가운데서 새로운 실체 즉 양신(陽神)이라고 하는 또 하나의 나를 만드는 원료인 대약(大藥) 혹은 대단(大丹)이 생겨나는 것입니다. 대단을 잘 양육하는 과정이 곧 성태(聖胎)를 기르는 일이며, 성태를 길러 독립적인 개체를 만들어 내고 길들이는 이 모든 것이 선도의 수행과정입니다. 그리하여 인간이 남녀의 교합이 아닌 자신 몸 안에 있는 음양의 기운을 빌어 하나의 개체를 생산하는 것, 이것이야말로 영생불멸의 길인 것입니다. 이 모두가 무턱대고 호흡에만 치중한다고 되는 것이 아니며, 가부좌를 틀고 오래도록 앉아만 있는다고 되는 일도 아닙니다. 여기에는 전문적이고도 체험이 동반된 상세한 지식이 필요합니다.

  수 년 전에 나온 이 책을 다시 펴내는 기회를 맞이하여 저는 책머리에서 한 번 더 강조하고 싶습니다. 선도의 길은 여러 갈래가 있지만 쓸데없는 욕망을 버리고 진정 '참 나'의 꽃을 피우는 길은 어떤 길

일까요? 생명체의 가장 자연스런 진화는 신체의 생리에 조화되는 수련체계에서 비롯되는 것이지 외부의 힘을 빌려 급격하게 변화시키는 것이 아니며, 따라서 그 길은 오직 내공의 내단 수련밖에 없습니다. 그것이 진정한 자유인으로서 온 우주를 내 집 삼아 노니는 대라금선(大羅金仙)의 길이기도 합니다. 이 책을 세간에 떠도는 단순한 수련책자라고 여기지 마시기를 바라며, 선인들의 피나는 눈물과 땀의 과정에서 이룩된 경전이니만큼, 이 책의 내용에 따라 수행해 나가시면 많은 진전이 있으리라 기대됩니다. 아무쪼록 더욱 열심히 수행에 정진하시기 바랍니다.

2001년 3월 10일
금선학회 회장
현문(玄門) 최병주 拜禮

수도전지(修道全指) 소서(蕭序)

　　도는 천지에 앞서 생겼으며 천지에 앞서 존재했다. 또 도는 천지 만물을 생기게 하여 생생(生生)하기를 그치지 않고, 무궁무극(無窮無極)에 이르도록 생하고 또 생했다. 그러므로 도를 천지만물의 어머니로 여겨, 우주 안에서 만유가 생생하기를 멈추지 않게 하는 본체라 한다. 도가에서는 도를 우주와 천지만물의 원(元)으로 삼는데, 이른바 원이라는 것 또한 우주 천지만물에 저절로 함유되어 있는 다함 없는 생기(生機)의 절대 본체가 된다. 그리하여 이 하나의 생기력(生機力)이야 말로 곧 우주모력(宇宙母力)이 된다.
　　만물은 본래 스스로 적지 않은 결함을 가지고 있는 까닭에 하늘이 만물을 생산하는 것이 아니라 만물이 자생하는 것이다. 사람은 만물의 영장으로서 이러한 생생불식(生生不息)하는 우주모력에 맞먹는다. 더욱이 이 우주모력을 사람마다 본래 스스로 구비하고 있기에 하늘과 더불어 같이 오며, 또한 하늘과 더불어 함께 존재한다. 그래서 수도하면 이 힘을 획득할 수 있으나 도를 사용하지 않으면 그 힘을 버리게 된다. 도를 닦으면 저절로 '장생구시(長生久視)'할 수 있으나 닦지 않으면 장수할 수 없다. 도가에서 수도를 중요하게 여기는 까닭은 수도가 곧 이와 같은 천지간의 생생불식하는 기틀을 닦아서 양육함으로써 장존(長存)하여 이 생명을 생생부절(生生不絶)하게 만들기 때문이다. 나아가서 노화를 방지하고 죽음의 기틀을 두절시킨다. 닦아서 운행하고 역으로 활용하면 늙어지는 것을 돌이켜서 자연히 동자(童子)로 돌아가게 되며, 진(眞)을 회복하게 된다.

유가(儒家)에서 성을 회복한다고 하는 것은 다름 아닌 이 진을 회복하는 것이며, 또 진성(盡性)한다는 것은 바로 이 진을 다한다는 것을 뜻한다. 불가(佛家)에서 명심(明心)한다는 것은 바로 이 진을 밝힌다는 뜻이며, 견성(見性)한다는 것은 이 진을 드러나게 함을 뜻한다.

삼가(三家)의 성인께서 모두 이 하나의 진을 도로 삼지 않음이 없었으니, 도를 배워서 도를 밝히고, 도를 닦는 것을 공부로 삼아 도를 깨달아 득도하고, 도를 인증하는 것을 구경(究竟)으로 삼는 바이다.

이른바 증도(證道)라 하는 것은 공부하여, 나와 도가 합일되는 것을 증득한다는 뜻이다. 노자는 말하기를 "도가 하나를 낳고 하나는 둘을 낳고 둘은 셋을 낳고 셋은 만물을 낳는다"고 했는데, 이는 곧 도를 명시하는 것이 천지만물의 모(母)가 된다는 뜻이며, 도 역시 우주 사이에서 생겨나는 원동력이라는 뜻이다.
　나[我]와 도가 합일하면 자아와 천지가 한 몸이 되며, 나와 만물이 하나됨은 물론 생생하는 본체와 둘이 아니게[不二] 된다. 또 생생의 본체와 둘이 아니게 되므로 능히 장생구시(長生久視)할 수 있다. 그러므로 능히 죽어도 이지러지지 않는다. 그리고 신을 남겨두어 세상에 머무를 수 있으나 형을 남겨서 세상에 머무르게 하는 것은 아니다.
　신은 곧 명(明)이고 명은 곧 영(靈)이며, 영(靈)하면 통(通)하고 통하면 화(化)하며, 화하면 새로워지며, 새로워짐은 생겨남이며, 생겨남이 있으면 영구해지며, 영구해지면 존속하지 않으면서도 존속하지 않음이 없으며, 머무르지 않으면서도 머무르지 않음이 없고, 있지 않으면서도 있지 않음이 없으며, 가진 것이 없으면서도 갖지 않은 것이 없다.
　신이 온전하면 기(炁)가 그 가운데 있게 되고 기가 온전하면 정(精)이 그 속에 있게 되며, 정을 온전히 하면 진(眞)이 그 속에 있게 되고 진을 온전히 하면 성(性)이 그 속에 있게 되니, 이것은 일관하는 도(道)의 요체이다. 도를 밝히는 자는 이 점을 밝히는 것이며 도를 닦는 자는 이 점을 닦는 것이다. 이것이 성과 명을 합일하는 무상대승묘도(無

上大乘妙道(上大乘妙道)이자 천고(千古)부터 영구히 전해져 오는 것으로, 겉으로 전해주지 않은 비기(秘機)이다.

연허자(煉虛子)의 『수도전지(修道全指)』는 북파(北派) 단가(丹家)의 전적(典籍)이 되는 것으로, 선도와 불도의 핵심을 하나로 합쳐서 그림과 구결로써 상세히 설명했기에 간단명료하면서도 아주 쉬워서 일찍이 얻어보지 못한 것이다.

수련을 시작해서부터 마칠 때까지 조목조목 이치를 모조리 분석해 주었으며, 각 장마다 요점을 지적하여 순서에 따라 점차적으로 진행하게 했다. 하늘사다리를 단계적으로 타고 오르듯이 차곡차곡 계단을 밟고 오르면 이르지 못할 리가 없다. 내가 항상 수도의 요체를 말할 때 점수점진(漸修漸進)하라고 하는데, 적공누덕(積功累德)하며 깊이 참구하면서 쓰라린 수련을 감내하기를 귀중히 여길 것이다. 또 한 사람의 타인을 나 자신보다 열 배로 귀히 여기고 백 명의 타인을 나 자신보다 천 배로 귀히 여기면, 최후에는 자신이 꼭 성공하게 될 것이다.

선가(禪家)에서는 돈오(頓悟)가 가능하지만 도는 반드시 점진해야 한다. 일 분 공부하면 곧 일 분의 증험이 있으며, 십 분 공부하면 곧

십 분의 증험이 생긴다. 수련하고서도 성공에 이르지 못한 자가 있게 마련이나 고수고련(苦修苦煉)하고서도 성공하지 못할 자는 있을 수 없는 법이다.

크게는 성공신화(聖功神化)하여 성명합일(性命合一)할 것이며, 작게 성공한다 해도 늙음을 돌이켜 젊음을 되찾아 장생구시할 것이다. 화후(火候)가 한번 순전히 익숙한 경지에 이르게 되면 그 효험을 스스로 입간견영(立竿見影)[1]한 것과 같게 할 수 있으리라.

중화민국 64년 3월 10일
석옥초당에서 문산돈수 소천석(蕭天石)이 씀

---

1) 입간견영(立竿見影) : 대나무 장대를 세워 해 그림자를 측정한다는 것으로, 『참동계』에 나온다.

차 례

권두언 · 5
수도전지(修道全指) 소서(蕭序) · 12

서(序) · 19
연기환허도(煉己還虛圖)　연기최초구결(煉己最初口訣) · 31
성명합일도(性命合一圖)　성명합일구결(性命合一口訣) · 41
채취봉고도(採取封固圖)　채취봉고구결(採取封固口訣) · 53
육후연단도(六候煉丹圖)　육후연단구결(六候煉丹口訣) · 65
대약과관복식도(大藥過關服食圖)　대약과관복식구결(大藥過關服食口訣) · 97
시월도태도(十月道胎圖)　시월도태구결(十月道胎口訣) · 113
태족출신도(胎足出神圖)　태족출신구결(胎足出神口訣) · 133
삼재화신도(三載化身圖)　삼재화신구결(三載化身口訣) · 153
구재면벽도(九載面壁圖)　구재면벽구결(九載面壁口訣) · 163
허공분쇄도(虛空粉碎圖)　허공분쇄구결(虛空粉碎口訣) · 177
복지명산법기도(福地名山法器圖)　수도외호사설(修道外護事說) · 191
수선축절구결가(修仙逐節口訣歌) · 201
발 문(跋文) · 209

수도전지(修道全指) 원 문(原文) · 213

서(序)

대도(大道)를 닦는다는 것은 윤회의 근본을 끊어버리는 보검이며, 생사고해(生死苦海)를 건너가게 하는 자비로운 항해이면서 만 겁에도 부서지지 않는 금강진성(金剛眞性)을 닦는 것이며, 성현과 선불(仙佛)을 이루는 정각대로(正覺大路)이다. 그러므로 반드시 성과 명을 함께 닦아야 하며 삼승(三乘)의 묘법을 알아야 한다. 처음에 초승의 연정화기(煉精化炁)하는 백 일간의 공부 비결은 채취(採取), 봉고(封固), 진승(進升), 퇴강(退降), 목(沐), 욕(浴) 등의 육후(六候)에 대한 법칙이다. 그간의 공부 비결과 법칙과 절차를 논하건대, 이를 잘 활용하면 차례와 순서에 따른 경상의 변화가 있으리라.

예로부터 성선(聖仙)이나 수도자는 먼저 연기(煉己)부터 하고 난 후에 양기가 생기기를 기다려서 그 수원(水源)[1]이 지극히 청정한지 가리고 난 뒤, 솥과 화로가 지극히 참된지 밝혀내어 장차 누설하려는 것을 무화(武火)를 사용하여 채취하고 이를 화로 속으로 돌이키며, 이미 귀로(歸爐)했으면 문화(文火)를 사용하여 봉고(封固)하고 온양(溫養)

---

1) 수원(水源) : 양기가 생겨 나는 근원.

했다가 기가 충만해져서 약(藥)이 신령하게 빛나기를 기다려서야 오르락내리락하는 징험을 얻게 되었다. 도로(道路)2)를 따라 360 주천을 행할 때에는 건구곤육(乾九坤六)의 호흡수로 생성하는 법을 사용해야 한다. 2월〔卯時位〕과 8월〔酉時位〕에는 각각 목과 욕을 하면서 정(定)을 유지해야 한다. 하루 12시(時) 중에 반드시 사정(四正)3)을 잘 살펴야 하는데, 묘와 유의 시위(時位)에서는 진기를 씻어서 잘 걸러야 하며, 진퇴(進退)4)할 때, 진(進)하는 중에 묘위(卯位)에서 화기(火氣)를 쉬게 하고, 퇴(退)하는 중에 유위(酉位)에서 음부를 멈춘다. 또 윤여(閏餘)5)가 있는데, 이것은 신과 기가 귀근(歸根)6)하여 온양하는 것을 말한다.

대개 기가 요동하는 낌새가 있으면 반드시 단련하여 주천의 원리에 맞추어 완결해야 한다. 단련하여 단(丹)이 익고 화(火)가 충족하게 된 경지에 도달하면 지나치게 충만하여 넘쳐나가 단이 손상될 위험이 있으므로 이를 미연에 방지해야 한다. 고요히 좌정해 있으면 양광(陽光)이 두 번 내지 세 번 나타나는데 이만하면 화기가 참으로 충족하게 된 것이므로, 지극히 고요하게 머무르기를 백 일간 해나가면 그 단이 더없이 신령해진다. 이때가 대약을 채취할 징후라고 하겠다.

---

2) 도로(道路) : 임맥(任脈)과 독맥(督脈).
3) 사정(四正) : 자(子 - 회음), 오(午 - 백회), 묘(卯 - 협척), 유(酉 - 황정).
4) 진퇴(進退) : 임독맥으로 주천승강하는 것을 말함. 진(進)은 진양화(進陽火)의 준말이며 양기가 미려에서 백회까지 올라가는 것. 퇴(退)는 퇴음부(退陰符)의 준말이며 백회에서 양기가 음기로 바뀌어 임맥을 타고 내려가는 것을 말한다.
5) 윤여(閏餘) : 주천승강 360을 마치고 나머지 5도(度) 4분의 1을 말하는 것으로 그것은 해(亥)시위가 끝나고 다시 자(子)시위로 시작하기 전에 하단전 기혈에 머물러서 주천 일 순위를 채우는 수.
6) 귀근(歸根) : 하단전 기혈로 돌아가는 것.

여기까지가 초승(初乘)의 연정화기(煉精化炁)하는 단계로서 금단(金丹)을 이루고 인선(人仙)이 되는 일이다.

만약 지선(地仙)이 되기를 바란다면 반드시 7일간 비밀스런 공부를 해야 한다. 그래서 육종진동(六種震動)7)이 있기를 기다리면 홀연히 단전 안에서 움직임이 있는데, 그 형상은 불구슬[火珠] 같은 것이 활발하게 흘러다니는 듯하다. 옛 신선께서 이르기를 금단대약·진연내약(眞鉛內藥)8)·천녀헌화(天女獻花)9)·용녀헌주(龍女獻珠)10)·채취과관(採取過關)11) 등으로 불렀다. 옛 성현들께서 비유로 이르기를, 오룡봉성(五龍捧聖)12)·절로과강(折蘆過江)13)·노아천슬(蘆芽穿膝)14)·취화

---

7) 육종진동(六種震動) : 육근진동(六根震動)과 같은 말로서 육근(眼·耳·鼻·舌·身·意)이 진동하는 경상인데, 하단전이 불처럼 뜨겁고 두 고환이 끓는 듯하며, 눈에서 금빛이 쏟아지고 귀 뒤에서 바람이 일어나며, 뇌 속에서 독수리 우는 소리가 나고 몸이 용솟음치면서 사지가 떨리며 코가 당기는 듯한 경상이 있다. 대약이 결성되기 직전의 단계.
8) 진연내약(眞鉛內藥) : 신(腎)에서 생긴 선천의 기운으로서 안정해 있으면 그 내부가 밝게 빛나는데, 이 상태를 흑호(黑虎)라고 부른다. 만약 동하여 날뛰면 금(金)의 기운을 갖게 되고 이를 백호(白虎)라고 부른다. 이 진연이 바로 내약이며 대약의 씨앗이 된다.
9) 천녀헌화(天女獻花) : 육근이 진동할 때 천녀가 꽃을 바치는 경상이 일어난다.
10) 용녀헌주(龍女獻珠) : 용녀가 구슬을 바치는데, 이것 역시 육근이 진동할 때 생기는 경상으로 모두 대약을 채취하는 단계이다.
11) 채취과관(採取過關) : 대약을 채취하여 미려, 협척, 옥침의 삼관을 통과하는 것.
12) 오룡봉성(五龍捧聖) : 대약을 복식한 뒤에 청, 적, 백, 흑, 황의 다섯 용이 단(丹)을 물고 독맥을 통해 이환까지 올라가는 단계.
13) 절로과강(折蘆過江) : 달마조사가 갈대 하나를 꺾어서 구강(九江)의 웅산(熊山)을 건너갔다는 말인데, 이것 역시 대약과관의 경상을 비유한 단계.
14) 노아천슬(蘆芽穿膝) : 일월합벽 후에 오른쪽 용천혈 안이 얼음처럼 차가워지는데, 그때 생긴 동통이 다리를 타고 올라와 무릎을 뚫고 두 신장 중간에 이르러

재금(聚火載金)15) 등으로 불렀는데, 대약이 관문을 통과하는 비결의 올바른 공법을 정녕 얻으려면 육근불루법(六根不漏法)16)을 꼭 알아야 한다고 했다. 상작교(上鵲橋)17)와 하작교(下鵲橋)18)에서의 위험을 알아서 방지하는 법기(法器)를 미리 준비하고, 또 대약이 제멋대로 치달려서 흩어져 버리는 것을 보호할 수 있어야 한다. 그래야 비로소 전삼관(前三關)19)과 후삼관(後三關)20)의 철고(鐵鼓)21)를 꿰뚫고 지나갈 수 있다. 그리고 수리산(鷲嶺)22) 꼭대기에 올라가고, 수미고산(須彌高山)23)을 지나며, 십이중루(十二重樓)24)를 타통(打通)하고 용궁(龍宮)25)으로 내려갈 수 있게 된다. 그리하여 비로소 음신대마(陰神大魔)를 교

멈춘다. 이 현상이 사흘 동안 계속된다.
15) 취화재금(聚火載金) : 약이 생긴 후에 아직 채취, 팽련하기 전에 흡(吸)·저(抵)·촬(撮)·폐(閉)의 사자결을 써서 화기를 모아 이환에까지 그 금(金 : 기), 즉 진연(眞鉛)을 운반하여 이환에서 진홍(眞汞)과 배합시키는 정공 공법(靜功 功法).
16) 육근불루법(六根不漏法) : 첫째로 항문을 막고, 둘째로 솜뭉치나 목침으로 콧구멍을 틀어막고, 셋째로 귓구멍을 막고, 넷째로 입을 다물고 혀를 입천장에 붙이며, 다섯째로 눈꺼풀을 내려뜨고 회광반조하는 것이며, 여섯째로 무념하여 욕심이 일어나지 않게 하는 공법.
17) 상작교(上鵲橋) : 비강과 구강 사이. 상악골 경구개는 한쪽은 비어 있고 한쪽은 차 있는데 이를 상작교라 한다.
18) 하작교(下鵲橋) : 미려는 차 있고 곡도(穀道) 즉 항문은 비어 있는데, 이것을 하작교라 부른다.
19) 전삼관(前三關) : 인당, 토부(황정), 화지(하단전).
20) 후삼관(後三關) : 미려, 협척, 옥침.
21) 철고(鐵鼓) : 쇠북이란 말로서 통과하기 힘든 관문을 비유했는데, 독맥상의 각 결절들을 말한다. 특히 옥침관을 철벽관이라고 부르기도 한다.
22) 수리산〔鷲嶺〕 : 정수리.
23) 수미고산(須彌高山) : 이마.
24) 십이중루(十二重樓) : 기관지.
25) 용궁(龍宮) : 하단전을 일컫는다.

화시키게 되는데, 음신은 대약을 만나서야 항복하게 되기 때문이다. 그리하면 여러 가지 잡생각이 자연히 일어나지 않으며 양신(陽神)이 이 대약에서부터 생겨서 점점 성장하여 불성(佛性)이 자연히 신령스럽게 된다. 여기에서 중승(中乘)의 연기양태(煉炁養胎)하는 시월(十月) 공부를 하게 되는 바, 그러면 진의(眞意)26)와 이기(二炁)27)를 활용하여 일성(一性)이 원명(圓明)하도록 조양(照養)하게 된다.

결태(結胎)28)는 비록 중단전에서 하게 되나 묘용(妙用)은 결국 하단전에서 하므로 중궁과 하단전이 겸하여 합하게 된다. 그러므로 하단전과 중단전의 두 밭이 오로지 허경(虛境)에 있어야 한다.

원신(元神)29)이 적조(寂照)30)한 중에 이전(二田)을 떠나지 않고 있어야 이기가 잘 생겨나서 발동하고, 운행과 양육이 멈추지 않는다. 3, 4개월간 수정(守定)31)한 상태로 계속 있으면 원신이 이기를 공급받아 양육되므로 원신이 적조한 상태를 통해 이기를 얻음으로써 배꼽 주위가 텅 빈 듯하게 되고, 그 자리에서 아주 미묘한 움직임이 태동하는 것을 느끼게 된다.

---

26) 진의(眞意) : 성심으로 가만히 머무르면서 마음이 산란되지 않는 상태. 잠에서 막 깨어나 아무 생각이 없을 때 생기는 마음.
27) 이기(二炁) : 선천기와 호흡기를 말한다. 선천기는 원기로서 모기(母氣)가 되며, 후천기로서 호흡기이며 자기(子氣)가 된다.
28) 결태(結胎) : 대약과관 후 중궁에서 도태를 맺음.
29) 원신(元神) : 아무 생각 없이 마음을 텅 비우고 고요함의 극치에 있을 때 홀연히 느끼게 되는 진의(眞意)를 말한다. 부동(不動)은 원신의 체(體)이며, 감통(感通)은 진의의 용(用)이다.
30) 적조(寂照) : 적(寂)은 고요함의 극치로서 그 상태를 그대로 유지하며, 조(照)는 심목으로 비추어보는 것을 말한다.
31) 수정(守定) : 적정(寂定)한 상태를 계속 유지해 나감.

수정한 지 5, 6개월쯤이면 태식(胎息)32)이 신과 기의 조양(照養)을 받으며 신과 기는 태식이 점점 충만해짐을 힘입게 되는데, 그렇게 되면 이기가 적정해져서 진공(眞空)이 되며 식욕이 완전히 끊어진다.

수정한 지 7, 8개월이 되면 태신(胎神)이 적조하는 공부가 노숙해졌으므로 백맥(百脉)이 모두 안정하여 멈추는 확실한 증험이 있게 되며, 그러면 혼침하거나 잠에 빠지는 망령된 습성이 없어지고 생멸하는 마음 또한 끊어진다.

이렇게 하여 9, 10개월에 이르면 순양기로 양육받은 태신은 대정에서 나오는 살아 있는 지혜를 얻게 된다. 그러면 육통이 영명해지고 출신(出神)하는 경계에 이르게 된다.

  이상이 중승의 연기성신(煉炁成神)하여 도태를 양육하는 지선(地仙)의 공부 단계이다.

만약 신선(神仙)이 되려면 태(胎)가 충족하여 공력이 원만하게 되어 자연히 정정(靜定)해질 때가 오도록 기다려야 한다. 그러면 갑자기 허공(虛空)한 것이 나타난다. 백설(白雪)이 쉬지 않고 바람에 어지러이 흩날리면 이쯤에서 출신할 경계에 도달한다. 그러면 즉시 조신출각(調神出殼)33)해야 한다. 한번 천문(天門)34)을 나서면 마치 둥근 달처럼

---

32) 태식(胎息) : 하단전 기혈에 장신(藏神)하는 것을 태(胎)라 하며, 호흡기가 하단전에까지 이르는 것을 식(息)이라 한다. 호흡 공부가 태식의 단계까지 이르게 되면 호흡의 출입이 없어지고 영원히 범식(凡息), 즉 일반적인 호흡이 없어진다. 결태가 이루어지면 진식이 태식으로 변한다.
33) 조신출각(調神出殼) : 양신이 중단전에서 상단전으로 옮겨와 정문이 열리고 몸 밖으로 빠져나와 비로소 몸 밖의 몸을 이룬 상태이다.
34) 천문(天門) : 정문(頂門).

섬광이 명랑하게 빛나며, 다른 곳에 마음이 끌릴 수도 없으며, 또 끌려서도 안 된다. 그때 즉시 신(神)을 안으로 거두어들여야 한다.

신이 출신하고 나면 그 몸은 태허(太虛)하여 초탈한 경계가 되며, 신을 거두어들이고 나면 그 몸의 상단전은 신을 존양하는 곳이 된다. 이때부터 대승(大乘)의 연기화신하는 삼 년간의 공부가 시작된다. 따라서 반드시 존양하는 공부의 전체적인 쓰임새를 알아야 한다. 오로지 한 개의 양신이 상단전의 본궁에서 적조하게 할 것이며, 이때 모습은 온 몸이 한 덩어리가 되어 텅 비어 있는 허공의 큰 경계와 같다. 이것이 존양 공부의 전부이며, 또 유포 공부의 으뜸가는 임무가 된다.

출신(出神)하여 수신(收神)할 때까지의 시간이 길지 않게 하며, 오히려 존양하는 공부 시간이 더 많아야 한다. 초출(初出)에는 잠깐 내보낼 것이며, 오랫동안 나가 있지 않게 해야 한다. 또 멀지 않은 가까운 곳에 내보내야 한다. 그 다음 초수(初收)할 때는 속히 할 것이며, 등한하거나 소홀히 처리해서는 안 된다. 또 고요하고 제대로 해야 한다.

처음에는 한 걸음 나간 뒤에 얼른 돌이켜 거두어야 하며, 차차로 여러 걸음 나간 뒤에 또 거두어들이고, 오래되어 1리(一里) 정도까지 외출한 뒤에도 재빨리 돌이켜 거두어들여야 한다. 혹여 수 리(數里)까지 멀리 갔을 때에도 재빨리 돌이키는 것을 늦추어서는 안 된다. 절대로 천 리나 만 리 정도의 거두어들이지 못할 만큼 멀리 내보내지 말아야 한다.

반드시 천마(天魔)의 유혹을 미리 막아야 하며, 또 반드시 1차, 2차 단계적으로 출과 입에 완전히 숙달되도록 해야 한다. 그러면 혹 멀리까지 가더라도 해가 없다. 출신할 때에는 지극히 조심해야 할 것이며,

또 마(魔)가 심군(心君)을 어지럽히지 않도록 해야 한다. 어려서는 젖먹이 아이처럼 길을 잃어버리면 돌아오기 어려우나, 성장한 후에는 중궁으로 귀환할 수 있게 된다. 다시 양신을 단련하여 양광이 새어나가지 않게 하면서 거두어 간직하고 다시 단련해 나가면 더욱 넓어지면서 커진다. 멀리 갈수록 더욱 빛이 나서 자연히 변화하여 생신(生神)하고 비로소 출하고 입하면서 화신(化身)할 수 있다.

신을 생하고 또 생하면 생함이 끝이 없으며, 화하고 또 화한즉 화신하는 것이 무궁해진다. 아들이 또 손자를 낳고 손자가 또 후손을 낳는다.

  여기까지가 대승(大乘)의 연기육신(煉炁育神)하여 변화신통하게 하는 법에 관한 설명이다.

만약 천선(天仙)이 되려면 앞에서와 같이 출신시켜 양신으로 화한 것을 본체로 다시 거두어들여 단련해야 한다. 이를 연신환허(煉神還虛)라 하고 6년간 명심(冥心)하는 공부이다.

  이것이 곧 상승(上乘)의 내외신형(內外神形)을 아울러 단련하는 공부이다.

다시 장차 본체의 신을 천곡(天谷)35)으로 돌이켜 잠가두고, 또 천곡의 신이 조규(祖竅)36)로 퇴장하여 마치 용이 이마 아래에다 구슬을 양

---

35) 천곡(天谷) : 상단전.
36) 조규(祖竅) : 원관조규(元關祖竅)의 줄임말. 사람 마음에는 세 가지가 있는데, 첫째로 망령된 마음을 인심(人心)이라 하고, 둘째로 비추어 보는 마음을 도심(道

육하는 것과 같이 한다. 또 학이 자기의 둥지 속에 알을 품듯이 한다. 아주 조심스레 끊임없이 쉬지 않고 보호하여 다시 출신하는 것을 용납하지 않으며, 아주 조용히 굳게 지켜나가면서 절대로 망동하지 않는다. 일체 오염되지 않고 멸진정에 들어서, 적멸하고 적멸하기를 오래도록 하고 있으면 남김없이 빛으로 화한다. 그러면 빛을 거두어 저장하여 적정을 계속해야 한다. 이것이 곧 최상일승인 연허합도 면벽대정의 공부이다.

공부가 오래되면 신광(神光)이 구멍(穴)에 가득 차게 되며, 순양의 불꽃(陽焰)이 공중으로 치솟고 안팎의 구멍(竅)에 통달하게 되는데, 그 몸의 큰 구멍(大竅)은 모두 9개이며 또 작은 구멍(小竅)은 8만 4천 개이다. 그 9개의 큰 구멍과 8만 4천 개의 작은 구멍에서 모두 신광을 발출하게 된다. 이를 수렴하여 저장하고 고요하게 지키면서 일체 더럽히지 않게 하며, 한 뜻도 흩어지지 않게 하고 계속 적정하며 멸진정으로 적멸하기를 허공 중에 있는 것과 같이 하며, 환허했다가 허멸하기를 아주 오랫동안 해나가면 온 몸 사지가 수정같이 맑게 된다. 내외가 영롱해지면 형신(形神)이 구묘해지며, 이 단계를 여도합진(與道合眞)이라 일컫는다.

이에 반드시 육룡(六龍)이 변화를 온전하게 할 때까지 곧장 기다려야 하는데, 그러면 신광이 화하여 사리광(舍利光)이 되고, 이 빛이 저절로 조규 안에서부터 튀어나와 만 갈래로 나투어 비춘다. 이것이 곧 바로 상단전을 관통하여 대광명을 나투면서 고불(古佛)들과 만나게

心)이라 하며, 셋째로 원관조규(元關祖竅) 즉 상단전 기혈을 천심(天心)이라 한다. 태상노군(太上老君)께서 '관심(觀心)하라'고 한 말은 바로 이 도심을 가지고 천심인 기혈을 두루 비추어 보라는 뜻이다.

된다. 그러므로 대각선사(大覺禪師)가 이르기를, "사리광이 선명하게 빛을 내면서 억만의 무궁한 겁을 남김 없이 비추면 대천 세계가 한꺼번에 전부 귀의하게 되고, 삼십삼천이 감동하여 한 군데로 거두어들여진다"고 했다. 또 하택선사(荷澤禪師)가 말하기를, "본래 면목이 진여인데 사리광 중에 그것을 알아차리며 만겁에 희미하던 실마리가 이제야 비로소 깨달아지며, 바야흐로 자성을 알게 되니 문수라 하는 것이다"라 했다.

   이것이 바로 최상일승인 연허합도37)하는 천선의 공부이다.

 내가 앞으로 수도하는 절차에 따른 공부 비결을 명백히 증거하려 하니, 이것이 차례와 순서가 될 것이다. 동지들께서는 이를 관찰하시고 공부법에는 오승이 있음을 알아주기 바라는 바이다. 선(仙)에는 5등급이 있는데 그 절차를 틀리거나 어지럽게 하지 말 것이며, 여러분은 한 번 봄으로써 의심을 갖지 않을 것이다.

 시재(時在)

 대화민국 오년 병진년 중양월(음력 9월) 상완길단(초하루)에 장식양자께서 영지산방의 진장에서 수도전지축절천제 무상심심미묘진경 목록에 서문을 붙였다.

---

37) 『대성첩경(大成捷經)』에서는 신선공부를 4단계로 나누었는데, 여기에서는 5단계로 나누었기 때문에 공부 단계의 이름에 약간의 차이가 발생했다. 보통 10월 양태 공부를 연기화신이라고 하며 3년유포 공부를 연신환허라고 부르는데, 이 책에서는 10월양태를 연기양태 혹은 연기성신으로, 3년유포를 연기화신 혹은 연기육신 등으로 부르며, 연허합도의 초기 과정을 연신환허라고 불렀다는 차이가 있다.

※ 장(蔣)은 영지산방에 은거하는 거사(居士)로서, 족보의 이름은 극지(克志)이며 도호는 식양자(植陽子)라고도 하고 연허자(煉虛子)라고도 하는데, 손을 씻고 공경하는 마음으로 이 책과 함께 주석을 달게 되었다.

연기환허도(煉己還虛圖)

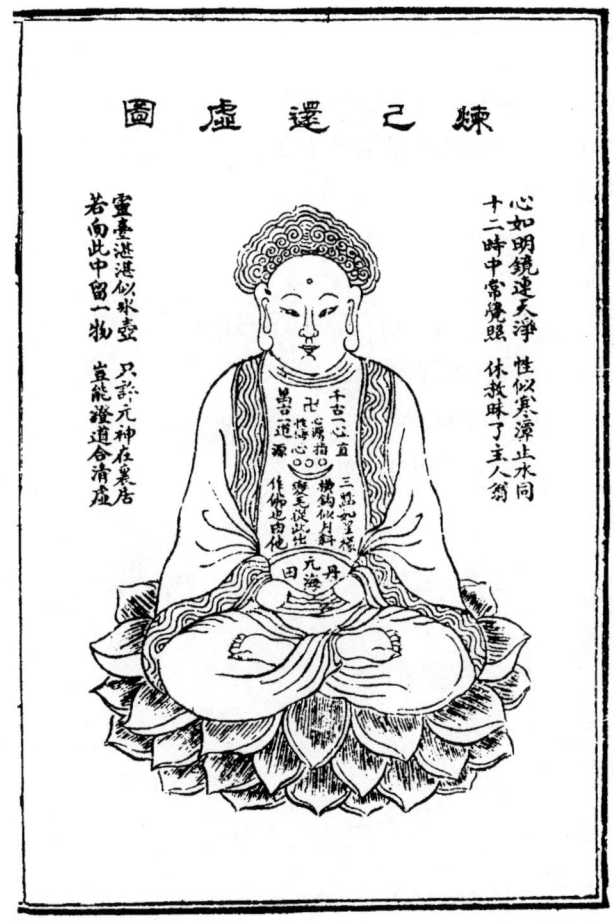

연기환허도(煉己還虛圖)

마음은 명경같이 맑아 하늘에 닿고
성품은 찬 연못의 고요한 물과 같고
종일토록 깨어서 반조하기를 쉬지 않아
주인옹이 잠에 빠지지 말게 하라.

영대는 맑고 맑아 마치 얼음 술잔 같게 하여
원신이 그 속에 머무르게 하라.
그 외에 잡물건 하나라도 머무르게 한다면
어찌 도를 증득하여 청허와 합하리오.

연기최초구결(煉己最初口訣)

　내가 말하건대, 예로부터 많은 성현과 진인들께서 수도함에 있어 반드시 연기환허(煉己還虛)를 가장 중요하게 여겨야 한다고 했는데, 여기에서 기(己)라 하는 것은 본래부터 허령(虛靈)한 것으로서 심중에 있는 원신(元神)을 가리킨다. 이것이 움직이면 진의(眞意)가 되고 고요하면 진성(眞性)이 된다. 연기(煉己)하기 이전의 단계에서는 매번 만사에 접하여 정욕에 시달려 애쓰게 되며, 날마다 안(眼)·이(耳)·비(鼻)·설(舌)·신(身)·의(意)에 이끌려 식신(識神)[1]이 권세를 잡고 난동을 부려서 색성향미촉법(色聲香味觸法)의 구태의연한 경계에 이끌리게 된다. 따라서 부지런히 수련하는 것을 제일로 삼지 않으면 그 구습에서 쉽게 벗어나기 어려워지므로 정신이 제멋대로 치달리고 기가 흩어질 뿐이니, 어찌 조화를 탈취할 수 있겠는가?
　연정(煉精)을 하려 해도 그 정(精)을 안주하게 못하고, 연기(煉炁)를 하려 해도 그 기를 생겨나게 하지 못하며, 약(藥)이 바야흐로 생기는

---

1) 식신(識神) : 원신과 상대되는 것으로서 알음알이로 이루어진 의식. 자아 개체 의식, 에고(Ego)와 동류.

때가 되어도 그 때가 왔음을 분간 못하게 될 뿐만 아니라 단련하는 것을 마쳐야 할 징후에서 끝마무리를 제대로 하지 못하고 만다. 또 약을 방금 얻게 되었을 때에도 기념(己念)²⁾ 때문에 다시 잃어버리게 되며, 기가 청진(淸眞)하다가도 기념에 따르다가 청진을 잃어버리기도 하고, 신(神)이 정정(定靜)해야 함에도 정정해지지 못하며, 축기(築基) 해야 하는데도 축기를 이루지 못한다. 어쩌다가 기쁨이나 두려움의 감정을 만나서는 즉시 그 감정에 휩싸여 버리고, 확신하던 것에 의혹이 일어나면 금방 의심에 사로잡혀 버리고 말게 되니, 이 모두가 연기 공부를 하지 않은 탓이다.

옛 사람들이 말하기를 환단(還丹)³⁾을 수련하기 전에 먼저 연성(煉性)⁴⁾부터 해야 하며, 대약(大藥)⁵⁾을 수련하기 전에 먼저 수심(修心)부터 할 것이며, 또 말하기를 허무(虛無)와 합하지 못하면 진선(眞仙)을 이루지 못하며, 허무에 도달할 수 있어야 연단(煉丹)을 할 수 있다고 했으니 바로 이러한 뜻에서 이른 말이다.

그만큼 꼭 필요한 것이 연기환허하는 공부인데 이 공부에 아주 익숙한 사람으로서 그 때가 이르렀을 때 용공(用功)을 하면 신의(神意)⁶⁾가 주재하게 된다.

---

2) 기념(己念) : 제멋대로의 생각.
3) 환단(還丹) : 정과 기를 단련하여 단을 만듦. 연정화기하면 옥액환단이 되고, 연기신하면 금액환단이 된다.
4) 연성(煉性) : 연기와 같은 말.
5) 대약(大藥) : 금액환단은 대약이며, 옥액환단은 소약이라 부른다.
6) 신의(神意) : 진신과 진의. 진신은 정정하여 아무것도 일어나지 않고 오직 일신(一神)만이 반조하는 때의 그 일신이 바로 진신이다. 진의는 성심으로 기를 지켜 모으고 신을 안주하게 하는 상태로서 잠에서 갓 깨어난 때의 마음을 가리킨다.

연기하는 방법은 다름이 아니라 본심을 관조하면 된다. 그리하여 심이 식신으로부터 시달림을 받지 않게 되고, 또 몸이 물욕에 이끌리지 않게 되면 만 가지 인연에 걸리지 않고 티끌 하나도 묻지 않게 되어 항상 달이 밝게 빛나는 것처럼 매양 정중혜조(定中慧照)하게 된다. 이러한 상태를 견지하면 칠정(七情)이 발하지 않는 상태에서 앞의 경지를 온전히 이룰 수 있다. 또한 팔식(八識)7)에 때묻지 않은 몸을 이루어 외부에서 오는 모든 인연의 실마리를 멈추어 쉬게 하며, 내면으로는 모든 망령된 것을 절단한다. 또한 눈에서는 안광을 품고, 귀로는 운(韻)을 응결시키면서 코로는 호흡을 고르게 하고, 혀의 기운을 잘 다듬어 안으로 닫아두며, 사지가 꿈쩍이지 않고 한 생각도 일어나지 않으며, 안(眼)·이(耳)·비(鼻)·설(舌)·신(身)이라는 5식(五識)으로 하여금 각자 그 근본으로 되돌아가게 하면 정(精)·신(神)·혼(魂)·백(魄)·의(意)라는 오령(五靈)이 그 있던 자리에서 안정하게 되어 하루종일 눈과 귀와 혀를 가지런히 하여 항상 이 구멍을 내관 반청하고, 행주(行住)·좌와(坐臥)에 구애 없이 수행하면서 항상 심념이 이 구멍을 떠나지 않게 해야 한다. 그러면 신광(神光)8)이 한번 내비추었다가 곧 거두어져 돌아오게 되니, 조화가 여기에서 잠시라도 떠나지 않고 늘 이곳에 있게 하여 잠시라도 주시하고 경청하는 것을 놓치지 말 것이다. 역시 서로 어긋나게도 하지 말 것이니, 먼저 허심한 상태에 늘 머물러 있게 한 다음 생각의 울타리를 잊을 것이며, 어떠한 처지에 이른다 해도 그때마다 무애자재(無碍自在)하는 것이 지극히 묘하고

---

7) 팔식(八識): 불교의 아뢰야식으로서 윤회의 씨앗이 되는 알음알이 자기동일시.
8) 신광(神光): 성광(性光).

중요한 일이다. 그리고 선존후망(先存後忘)하는 것이 구결 중의 구결이다.

옛 성현과 진인들이 연기했을 때에는 적정과 담연을 첩경으로 삼았으며, 순일하여 둘로 쪼개지지 않았으며, 또 조용하여 혼연(渾然)하게 했으며, 허령(虛靈)하게 하여 항상 바람에 나부끼듯이 했다. 어떤 지경에 처했거나 어떤 인연을 만나더라도 안정하여 머무르면서〔止〕 성(性)을 텅 비웠다. 또 아무런 사려 없이 적정하여 마음을 과거 · 현재 · 미래에 두지 않았으며, 혼자서 공동(空洞)에 머물러 적멸명랑한 일성(一性)을 유지했으며, 늘 적적성성(寂寂醒醒)하여 구속받거나 정체되지 않도록 했다.

허령하다는 것은 불유불무(不有不無)한 것을 가리킨다. 아무런 의심이 생기지 않고 오로지 일성만을 요철(了徹)하며, 눈에 비록 색(色)이 보인다 해도 이를 살라 집착하지 않게 한다. 또 귀로 무슨 소리가 들려도 이것을 살라 그 소리가 들어오지 못하게 하며, 신이 무엇에 교감하더라도 이를 살라 내면에서 아무런 생각도 일어나지 않게 한다. 또한 몸이 먼지나 티끌 속에 있다 해도 이를 살라서 나의 몸 안에서는 깨어 있음을 놓치지 않는 이 모든 것이 허령하게 한다는 것이다.

그러므로 충허자(沖虛子)가 말하기를 "연기환허하는 공부란 어떠한 경계에 처하더라도 무심하게 대하는 것이며, 천지인아(天地人我)를 보더라도 그에 대한 상을 없애는 것이다. 또 산천초목을 보아도 마음 속에 그 산천초목을 없애는 것이며, 곤충이나 작은 티끌을 보았다 해도 그 형체를 마음 속에서 지워버리는 것이며, 일체의 모든 사물을 보아도 그 사물의 형체를 완전히 사라지게 하는 것이다"라고 했다.

만상이 모두 한결같이 공(空)하고 묘(杳)하여 그대로 비추어짐이 없고, 한 생각도 일어나지 않아서 육근이 크게 안정되고, 티끌 하나도 묻지 않으면 만 가지 인연이 모두 끊어져 버리니, 이것을 곧 '본래의 성체(性體)가 완전해진 처경(處境)'이라 한다.

또 청정하여 그 마음을 내관하는 과정을 거치면 그 마음으로써 무심에 이르고 겉으로 그 형체가 보여도 그 형체로써 무형화시키며, 또 물체를 멀리서 보더라도 그 물체로써 물체를 없애버리게 된다. 이 세 가지를 이미 깨달았으면 오로지 공한 것으로 나타나서 텅 빔을 보아도 역시 텅 비었을 뿐이며, 그 텅 빔조차 없는 것이며, 그 없음조차 이미 없어져서 없음을 없앤 것조차 없어졌으면 너무나 맑아서 항상 적정해졌고, 그 적정조차 없게 되니 욕망이 어찌 일어날 수가 있겠는가?

이것이 곧 진정(眞靜)이니 진상(眞常)이 물(物)에 응하며, 진상이 득성(得性)하고 또 상(常)하는 것이 응하여 항상 고요하게 되니, 이래서 상청정(常淸靜)이라 한다. 이러한 진정에 이르면 점차로 진도(眞道)에 들어가서 무위허경(無爲虛境)에 들어간다. 이 정도면 연기 공부가 순전해졌다고 할 수 있다. 그리하여 조약(調藥)9)을 해나가면 바로 그 자리에서 성공할 수 있게 되며, 그 때를 가려내어서 그 참된 때를 알게 되고 채약하여 즉시 그 약을 얻을 수 있으며, 축기하려고 하면 그 즉시 축기를 성취할 수 있게 된다.

주천(周天)을 행하여 시종일관 올바른 방법으로 승강하면 용공해도 절차를 흩트리지 않게 된다.

결태하게 되어서는 그 태를 반드시 벗어날 수 있으며, 연성하게 되

---

9) 조약(調藥) : 음심이 동하지 않고 숙전한 상태에서 양물(陰莖)이 발기했을 때 생기는 기운을 외약이라 한다. 이 외약을 채취하여 기화하도록 조절하는 것을 조약이라 한다.

면 그 성(性)은 꼭 이루고 만다. 무엇보다 먼저 반드시 연기를 순전하게 한 다음에야 생멸까지도 끊어버릴 수 있다. 그러므로 화양(華陽) 선사께서는 "세상에서 금단을 좋아하는 사람이 말하기를 '연기 따위는 하지 않아도 도를 이룰 수 있다'고 떠들고 있으나 이는 잘못이다"라고 했다. 서왕모는 말하기를, "성색(聲色)을 끊지 못하면 신(神)이 청정하지 못하며, 또 사려를 끊지 못하면 마음이 차분해지지 못한다. 따라서 신령해질 수 없고 신령하지 못하면 도를 이룰 수 없다"고 했으니, 이 말이 곧 그 뜻이다.

연기를 시시각각으로 부지런히 하면 수도하여 모든 공부를 성취할 수 있다. 만약 방탕하면 연단할 때 주실(走失)할 우환이 생기게 되고, 또 양성(養性)할 때 망령스럽게 빠져나갈 위험이 있다. 연기를 성취하지 못하면 도는 아주 요원한 것이 된다. 그러므로 점법(漸法)을 써서 수련해야 한다.

점법으로 연기 공부를 할 때에 만약 미색을 보고 애욕이 일어나거든 사(邪)된 생각을 일으키거나 마음을 움직이지 말 것이다. 또 부귀영화를 보았을 때에도 즉시 바른 생각을 일으키면 마음이 미혹되지 않는다. 또 눈으로 보는 것이나 귀로 듣는 것이 성색의 마(魔)가 된다. 혹시 억지로 참거나 염려하는 마음이 일어나면 그것이 음사(陰邪)가 된다. 혹은 빛이 나타나는 가운데 기이한 보물이 보이는 것은 요마(妖魔)나 사마(邪魔)이다. 혹은 신이나 부처로 화하여 찾아와서 재앙이나 복을 준다고 말하면 이는 외마(外魔)나 천마(天魔)이다. 이런 따위의 마귀는 모두 식신이 변하여 된 것이다. 이러한 가운데 이것을 믿고 인정해 주게 되면 즉시 마의 유혹에 빠져버리고 만다. 그러므로 보이더라도 일부러 보지 말 것이며 들리더라도 듣지 않아야 하며, 알게 되더라도 스스로 안다고 여기지 말 것이며 인정해 주지 말 것이다. 오로지 바른 생각을 일으켜 상관하거나 간섭하지 말아야 한다. 또 물이나 불, 칼이나 병기, 겁살로 두들겨 패거나 욕지거리하는 등의 마가 오더라도 망념을 일으켜서 공포에 휩싸이거나 두려워하거나 놀라서 마음이 산란해지지 않도록 할 것이다. 이런 마난(魔難)을 만나서도 그 연기하는 법을 알려면 종리권과 여순양 두 조사께서 전해준 『도집(道集)』의 제17장 「마난편」을 상세히 참고할 것이다.

옛날 정양(正陽) 조사께서 여 조사에게 십마(十魔)를 시험했는데, 바른 생각이 있어서 의혹에 빠지지 않았다.

여조께서는 이로 인해 수많은 마난을 겪었으나 마음에 의심을 일으키지 않고 홀로 우뚝 올바른 생각을 세웠는데, 그후 64세에 정양 조사를 따라 수도하여 홀연히 성도했다.

또 중양(重陽) 조사께서는 구(邱) 조사에게 100가지 마난으로 시험하셨는데, 꿋꿋한 의지로써 공부를 게을리 하지 않았다.

구 조사께서 처음으로 중양 문하에 들어갔는데 중양 조사께서는 구 조사에게 희멀건 죽을 먹으라고 했다. 이에 구 조사는 자신에게 복력이 적음을 스스로 깨달아 알고 7년간 고행을 해나갔다. 거기에 겹쳐서 마난까지 당했는데 두 번이나 사마(死魔)를 만나 두 차례에 걸쳐 날아온 돌에 맞아 늑골 세 개가 부러졌으며, 또 죽을 고비를 일곱 차례나 당했다. 일찍이 팔뚝 뼈가 세 번이나 부러졌으니 이 모두가 마난이었다. 그러한 마난에서도 의지가 꺾이지 않고 부동심을 견지했으니 스스로 결연히 정수(精修)할 수 있었던 것이다.

이로써 연기성정하는 공부가 어떤 것인지 알게 되었을 것이다. 그러므로 연기하는 공부를 가장 존중해야 할 것이며, 동지를 격려하는 입장에서 글로 남긴다.

성명합일도(性命合一圖)

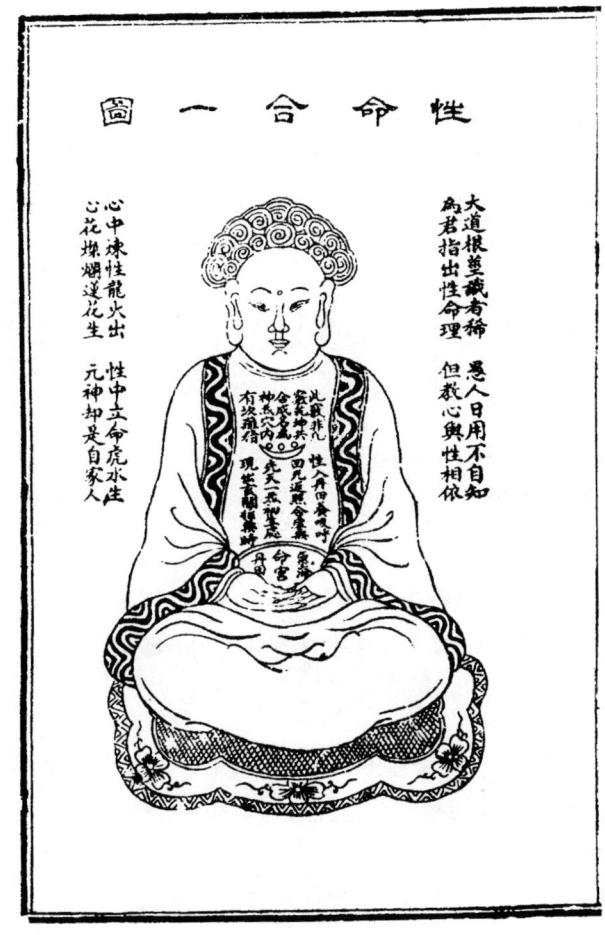

성명합일도(性命合一圖)

대도의 근간을 아는 사람은 드물며
어리석은 사람은 매일 쓰지만 알지 못하네.
그대에게 성명쌍수의 이치를 가르쳐 보이노니
다만 마음과 성품이 서로 하나 되게만 할 것이다.

심중에서 성품을 달구니 용화가 솟아나고
성품 중에서 명을 굳게 하니 호수가 솟아나네.
가슴 속에서 연꽃이 찬란하게 피어나니
원신이 바로 본래의 나로구나.

이 구멍은 범상한 구멍이 아니라 건과 곤이 어울려 이루어진 것으로서 신기혈(神炁穴)이라 부르며 그 안에 감리(坎離)의 정(精)이 있다.

성(性)이 단전 속에 들어가서 흡호(吸呼)가 일어난 것이니
회광반조하여 허무혈에 있는 명과 합해져야 선천일기가 그곳에서 비로소 생겨난다.
현관(玄關)이 드러나 보이면 그때가 채약할 때이다.

기해가 곧 명궁이며 단전이다.

성명합일구결(性命合一口訣)

　성이란 것은 선천의 자리에 있는 것이며, 이를 원신 혹은 진의라 부른다. 이것이 후천에 있게 되면 지식의 신(神), 사려의 신이라 부른다. 또 명이란 것은 선천의 자리에 있을 때에는 원기 또는 원정이라 하고, 그것이 후천에 오게 되면 호흡의 기 또는 교감의 정(精)이라 한다. 이렇게 나누어 부르는 까닭은 무엇인가? 성과 명이 두 가지로 나누어지는 것을 설명하자면 다음과 같다. 즉 부모가 낳기 전에 있을 때에는 태화일기(太和一炁)의 천리(天理)가 한데 엉겨 무성하고 따뜻하게 쪄져서 하나로 합쳐진다. 그리하여 두 개로 나누어지는 일이 없다. 그 태화일기가 가득 차서 태(胎)가 원만해지면 형체가 요동하여 포(胞)가 찢어지는데, 마치 높은 산에서 실족하여 땅에 떨어져 크게 비명을 지르듯이 소리를 지르는 그때 성과 명이 두 개로 나누어진다. 성은 그 뿌리를 심(心)에다 두고 간직되며, 명은 그 뿌리를 신(腎)에다 두고 있다. 그 후부터 성은 명을 볼 수가 없게 되며, 명 또한 성을 볼 수가 없게 되었다. 장성한 뒤에는 남녀의 마땅한 본능으로 용사(用事)할 때 신(神)과 식(識)이 온전하게 되며, 정기가 왕성하게 되어 신(神)

은 심(心)에 간직되며, 그것이 동하면 불이 된다. 불의 성질은 가벼워서 위로 떠오르며 불꽃이 되어 타오르므로 일곱 구멍으로 나타나서 함께 쓰여진다. 이것이 변하면 사려의 신(神)이 되며 날마다 떠돌아다니다가 위로 올라가 소모되고 만다.

정(精)은 신(腎)에 간직되었다가 이것이 동하면 물이 된다. 그러므로 물의 성질은 무거워서 가라앉아 밑으로 흘러가는 것이다. 이것은 음근(淫根)에서 발현되어 누설되는데, 이것이 변하면 교감하는 정(精)이 되며 매일 밤마다 고요해지면 밑으로 내려가 소모되고 만다.

신과 정, 이 두 가지는 8촌 4푼의 간격을 두고 저장되어 있는데, 어려서부터 늙을 때까지 서로 합치지 못하다가 소모되어 말라버리면 이 어찌 슬픈 일이 아니겠는가?

그러므로 여래불조는 대자대비함을 발하여 사람을 가르치기를 성과 명을 다시 세우라고 했으며, 쌍수하는 법을 숨기지 않고 은근슬쩍 가르쳤다. 내 마음 가운데 있는 신이 명궁(命宮)[1] 안으로 들어가면 합하여 하나가 되어 진종(眞種)을 이룬다.

허무를 체(體)로 하고 정정(定靜)을 본(本)으로 삼아 오래도록 공부하여 익숙하게 되면 홀연히 일기(一機)[2]가 갑자기 발동하게 되는데, 이는 심(心)도 아니고 의(意)도 아니다. 이는 단전의 기(炁)가 동한 까닭이다. 육조(六祖)께서 이른바 '유정래하종(有情來下種)'[3]이라고 한 바로 그때이다. 이때에 하수(下手)[4]할 것인데, 심중의 신화(神火)[5]를

---

1) 명궁(命宮) : 하단전 기혈.
2) 일기(一機) : 하나의 기틀. 낌새, 기미.
3) 유정래하종(有情來下種) : 감정이 생겨나면 그에 따라 번뇌의 종자가 생겨난다.
4) 하수(下手) : 실 수련에 착수하는 것. 수련 단계에 따라 각각의 하수 구결이 다

활용하여 명궁 안의 요동하는 물 속으로 응결시켜 넣는다. 또 나의 호흡을 활용하되 서서히 불어치며 면면히 끊어지지 않게 한다. 또 나의 의화(意火)⁶⁾로 하여금 생각마다 이에 머물러 있게 하고 매순간 쉴새없이 비추어 보며 중화(中和)⁷⁾한 자리에 계속 머물러 있게 하면 자연스럽게 부합하게 된다.

그러면 화가 풍(風)⁸⁾으로 인해 타오르게 되며, 물은 불을 얻어서 끓게 된다. 또 풍과 화가 화로 안에 함께 있게 되면 명은 저절로 굳건하게 된다. 물과 불이 하나로 엉켜서 성(性)이 저절로 텅 비워지면 물은 밑으로 흘러내려 가지 않고 불은 위로 타오르지 않게 된다. 그러므로 둘이 서로 화합하여 밖으로 달아나지 않는다. 이 정도면 어찌 성과 명이 합하여 하나가 되었다고 말하지 않겠는가? 이에 『보적경(寶積經)』에 이르기를 "화합응집(和合凝集)해야 성취할 수 있다"고 했다.

  화(和)란 심(心) 중의 음기가 신(腎) 중의 양기와 어울려서 음기가 신 중의 양기를 얻게 되어 안심입명하게 된 것을 말한다. 합(合)이란 신(腎) 중의 양기가 심(心) 중의 음기를 이어받는 것인데, 양기가 심 중의 음기를 이어받으면 수렴되어 덩어리〔體〕가 견고하게 되므로 합이라 한다.

르다.
5) 신화(神火) : 신의 성질이 화인 바, 신과 같은 말.
6) 의화(意火) : 신(神)이 가는 곳에 의(意)가 따르므로 신화가 가는 곳이면 자연히 의화가 따른다. 의는 신과 정이 만나게 하는 중매쟁이와 같으며 특별히 황파라고 부른다.
7) 중화(中和) : 희로애락의 감정이 발하기 전을 중(中)이라 하고, 그것이 일단 발현한 후라도 어느 한 쪽에 편중된 것이 없는 것을 화(和)라 한다.
8) 풍(風) : 호흡기.

왕오 선사(王吾仙師)께서 말하기를 "내련(內煉)하는 도는 지극히 간단하고 쉽다. 다만 심화(心火)를 아래로 내려서 단전으로 들어가도록 노력하면 된다. 신(腎)은 물에 속하고 심(心)은 불에 속하는데, 불이 물속에 들어가면 물과 불이 함께 섞이므로 약을 채취할 수 있게 된다"고 했다.

화양(華陽) 선사는 이르기를 "곡정(穀精)[9]의 화가 그 호흡기를 만나 변하면 골수의 구멍이 두루 통하고 북 치듯 두들겨져서 끓게 된다. 그리하여 물(物)이 일어서고 조수가 밀려올 때 신이 그것을 제복하여 안정시켜야 하고, 정이 강해지고 성이 맹렬해질 때 의지가 그것을 조화롭게 제지해야 한다"[10]고 했다.

멱원자(覓元子)는 말하기를 "외신(外腎)이 벌떡 일어서려고 할 때가 곧 신(身) 중의 활자시(活子時)[11]이다"라고 했다.

외신이 일어선다는 것은 어떤 생각을 가해서 일어서는 것을 말하는 것이 아니라 연기 공부가 익숙해져서 자연히 양기가 동하여 발기하는 것을 가리킨다. 만약 어떤 생각의 자극으로 외신이 일어서는 것은 탁수(濁水)이므로 환단(幻丹)[12]을 이룰 뿐이다.

---

9) 곡정(穀精) : 곡기(穀氣 ; 음식)에서 생긴 정.
10) 物擧潮來神伏定 情强性烈意和牽 : 양물(陽物)이 일어서고 정수(精水)가 밀려올 때 신이 내려와 제압하여 안정시키고 감정이 날뛰고 성품이 맹렬하게 될 때 의가 내려와 온화하게 만든다.
11) 신(身) 중의 활자시(活子時) : 음경이 발기할 때를 말하는 것이지, 시간상의 자시(子時)를 말하는 것이 아니다.
12) 환단(幻丹) : 약을 채취할 때 수원(水源)이 맑지 못하여 약을 달굴 때 신이 오직 한마음이 되지 못한 채로 단이 이루어진다면, 그 질이 무거워서 승화할 수 없고 정체되어 환단이 되고 만다. 또한 혼란된 신이 호흡의 기와 망령되이 어울리게 되면 환단을 이룬다고 한다.

진양 선옹(眞陽仙翁)이 말하기를 "선천기가 기혈에 간직되어 있는데, 그것이 발동할 때에는 마치 형체가 없는 것 같다. 그러나 형체가 있는 데에 붙어서야 비로소 그 쓰임새가 나타나는데, 선천기가 나타나기 시작했다면 그 즉시 이를 깨달을 수 있다"고 했다.[13]

수양 진인(守陽眞人)은 말하기를 "이 기혈에다 응신하게 되면 신이 몸 속의 기를 돌이켜서 저절로 돌아오게 한다"고 했다.

또 『입약경(入藥鏡)』에서는 "손풍(巽風)[14]을 일으켜서 곤화(坤火)를 운행한다"고 했다.

  손풍은 호흡을 비유한 말이며, 곤화란 원기를 비유한 말인데 원기란 것도 호흡이 불어쳐서 운행해 주지 않으면 약을 만들 수 없다.

『황정경(黃庭經)』에서는 "호흡과 원기가 있어야 진선이 될 수 있다"고 했다.

  호흡은 후천기이며, 원기는 선천기이다.

선천기와 후천기 이 두 가지는 원래 겸용하는 법인데, 만약 겸용하지 않으면 원기가 아래로 순순히 빠져나가 버리므로 단을 이룰 수 없고 약이 될 수가 없다.

서운 선사(棲雲仙師)는 말하기를 "사람은 오곡을 먹는데 이것이 화하여 음정(陰精)이 된다. 만약 바람과 불을 사용하여 달구지 않으면, 이 음정은 반드시 안에서 괴상한 일을 일으키고 만다"고 했다. 그런

---

13) 약산신지(藥産神知)란 말이 이에 해당된다.
14) 손풍(巽風) : 호흡기.

즉 단전에서 자연 호흡을 사용하여 의(意)와 합하여 그 속에 있는 진화(眞火)를 불어쳐서 움직이면 물은 그 위로 올라오고 불은 아래쪽에 있게 되므로 물이 불에 달구어져서 끓어오르면 자연히 기로 화한다. 그러면 그 기는 올라가서 엉기고 무성하고 따뜻하고 지져져서 온 몸의 닫힌 구멍을 두루 뚫어 주며, 피부 아래 백맥에 유통하고 속에서는 귀곡(鬼哭)과 신호(神嚎)15)를 태워버리므로 음정은 곧 타서 없어지고 음마는 뿔뿔이 흩어져 사라진다.

멱원자가 말하기를 "음정이란 먹은 오곡의 정수인데 손풍으로 곤화(坤火)16)를 맹팽극련(猛烹極煉)17)하지 않으면 그 음정은 몸 속에서 반드시 여러 잡생각과 음욕을 일으켜 심군(心君)을 교란시키게 된다. 그런 까닭에 반드시 응신(凝神)18)하여 원기와 합하게 하면서 조식(調息)해야 한다. 그리하여 탁약(槖籥)19)으로 바람을 불어치면 그 바람

---

15) 귀곡(鬼哭)과 신호(神嚎) : 귀신의 곡소리와 날뛰는 귀신. 내마(內魔)로서 내 몸 속에 있다.
16) 곤화(坤火) : 원기(元炁).
17) 맹팽극련(猛烹極煉) : 줄여서 팽련(烹煉)이라고 부르는데, 맹팽급련(猛烹急煉)이라고도 한다. 팽련이란 심신(心身)이 아직 합일되지 못하고 신과 기가 아직 교구되기 직전에 만약 잡념이 생기면 강한 결단력으로 그 잡념을 제거하는 것을 무련(武煉)이라 하고, 또 몸과 마음이 합일되고 신과 기가 교구됐으면 부드럽고 온화한 마음으로 지켜보는 것을 문팽(文烹)이라 한다. 그래서 홍(汞), 즉 신을 다루는 데에는 무련만 필요하고 팽은 쓰지 않는다. 또 연(鉛), 즉 기(炁)는 팽과 연을 모두 사정에 따라 모두 사용한다. 만약 약을 얻어서 귀로한 뒤라면 무화(武火)로 하련해야 한다.
18) 응신(凝神) : 신(神)을 응결시킴. 여기에서 응결시키는 작용을 조정하는 주체 역할은 의(意)이며, 그 대상이 신(神)이 된다.
19) 탁약(槖籥) : 풀무의 바람상자 안에 있는 공기공급 장치로서, 대롱이 약이고 주머니는 탁이다. 인체의 호흡도 이 탁약과 같은 원리로 움직인다. 선도에서는 진기가 극도로 발동했을 때 내부에서 소식이 나타난다. 탁은 위에 있고 약은 아래

이 불을 일으켜 음정을 팽련한다. 그리하면 음정은 원기로 바뀐다. 그 원기는 온 몸에 있는 원기 속에 혼입되는데, 이 원기를 다시 선천기와 합하게 해야 한다. 그런 다음에 다시 규(竅)[20] 속에서 발출시키면 이것이 변하여 약이 된다"고 했다.

화양 선사가 말하기를 "환허(還虛)를 시작하고부터 원정(元精)이 생기기를 기다려서 이를 신화로 변화시켜 호흡기로서 불어치는데, 정(靜)한 즉 혼(渾)[21]하고, 동(動)한 즉 감(感)[22]하며, 허(虛)한 가운데에서 양(養)[23]하고, 무(無)한 가운데에 존(存)[24]해 있으면 조약(調藥)하는 방법을 터득한다"고 했다.

또『혜명경』에 이르기를 "응신하기 시작해서부터 용궁을 반조하면서 혼연히 정정(定靜)하고 있는 가운데 쌍망(雙忘)[25]하여 동하기를 기다릴 것이며, 또 의와 기를 함께 활용하면서, 또 신화를 가지고 변하

에 있다. 위에는 성(性)이 있고 아래에는 명(命)이 있다. 들이쉴 때는 선천기가 위로 올라가는데 외부로부터 들어온 들숨의 기운은 임맥을 따라 아래로 내려가는 반면, 선천기는 몸 가운데(충맥)를 따라 아래에서 위로 올라간다. 이것을 합(闔)이라 한다. 이때 백맥이 모두 열리며 아래의 명(命)이 위의 성(性)과 합한다. 이를 탁이라 한다. 내쉴 때는 선천기가 내려가는데 날숨의 기운은 독맥을 따라 올라가는 반면 내부의 진기는 아래로 몸 가운데(충맥)를 따라 아래로 내려간다. 이를 벽(闢)이라 한다. 이때 백맥이 모두 열리고 위의 성이 아래의 명과 서로 합하는데 이를 약이라 한다. 이 현상을 줄여서 흡탁호약이라 부른다.
20) 규(竅) : 하단전 기혈.
21) 혼(渾) : 분별 작용을 일으키지 않고 깊은 무아 상태에 빠져 있음.
22) 감(感) : 감응(感應).
23) 양(養) : 양육(養育).
24) 존(存) : 묵존(默存)의 줄임말. 묵묵한 가운데 존성(存誠)함, 즉 정성스런 마음을 유지해 나감.
25) 쌍망(雙忘) : 물아양망(物我兩忘).

게 할 것이며, 또 호흡기를 불어치며 무화(武火)로써 달구고, 또 한편 문화(文火)로써 지켜가면서 오래도록 운용하며 잠시도 쉬지 않고 의와 기가 서로 떨어지지 않게 하면 화합응집하는 법을 터득하게 된다"고 했다.

　나는 이렇게 말하겠다. 응신할 때는 마땅히 문화를 사용하여 밖에서 잡념이 들어오지 않게 하고, 또 안에서는 아무런 생각도 일어나지 않게 하여 공공동동(空空洞洞), 소소쇄쇄(瀟瀟灑灑)[26]할 것이며, 붙들리거나 매이지 않고 물망물조(勿忘勿助)[27]하면서 신(神)을 내부에다 두고 의(意)가 한가운데를 지키게 하여 빛으로 내부를 비추면서 침묵하고 면면히 조식하면서 불식이허(不息而噓)[28]하고 부존이조(不存而照)[29]하다가 드디어 비추게 되면 호흡과 의식을 잃어버리게 되는데, 그러면 허무의 상태가 된다. 그러나 완전히 호흡을 놓치게 되면 불로 달구지 못하고 반대로 호흡에만 매달려 있어서는 깊은 상태로 들어가지 못하니 호흡이 완전히 끊어진 상태를 허(噓)라 하고, 또 이러한 허(噓)의 상태마저도 깨닫고자 바라는 마음이 없는 상태가 망(忘)이다. 의식을 잃어버리는 즉시 신조(神照)할 수 없게 되며, 또 의식을 사용하는 즉시 망(忘)의 상태에 들어가지 못하니 의식이 있지 않음이 없는 상태, 즉 의식이 두루 퍼져 있는 상태를 조(照)라 한다. 이러한 조를

---

26) 소소쇄쇄(瀟瀟灑灑) : 물이 아주 맑고 밝은 상태.
27) 물망물조(勿忘勿助) : 청정자연을 지키는 것이 물망이며, 자연에 순응하는 것이 물조이다.
28) 불식이허(不息而噓) : 의지로써 숨쉬지 않아도 저절로 숨쉬어짐. 불식자허(不息自噓)와 같은 말.
29) 부존이조(不存而照) : 마음을 두지 않아도 저절로 비추어 지켜짐. 불식자수(不息自守)와 같은 말.

깨달으려고 하지 않는 것이 역시 망(忘)의 상태이다. 그래서 마음과 조는 하나이면서 둘이요, 또 둘이면서 하나이다. 그리하여 호흡이 의식을 수반하고, 허(噓)하면서 존(存)하고 또 존하면서 허하는 것이다. 응당 허하는 때에는 그 기가 면면해져 있다. 아닌 게 아니라 호흡이라는 것은 미미해야 할 것이다. 또 허(噓)라 하는 것은 그 망(忘)할 때 이르러서 그 마음이 편안하면서도 맑아야 한다. 또 조(照)라 하는 것은 그 조할 때 이르러서 그 의식이 혼연(渾然)30)해야 한다. 또 망이라 할진대는 망조(忘照)하는 것이 순일해야 할 것이다. 의식과 호흡이 둘이 아니게 해야 자연스레 정정(定靜)하게 될 것이며, 허와 무가 하나로 되어 내게 몸이 있음을 알지 못하고 몸이 나를 알지 못하게 되는 것이 곧 진망(眞忘)이며 진조(眞照)이며 진식(眞息)이며 진허(眞噓)이니, 이것이 바로 문화(文火)이다. 이 정도에 이르게 되면 '어찌 진종이란 것이 생기지 않을까' 하고 염려하는 마음이 일어나겠는가?

---

30) 혼연(渾然) : 까다롭게 따져서 때가 끼이거나 어디에 차별을 두어 편중됨이 없게 함.

채취봉고도(採取封固圖)

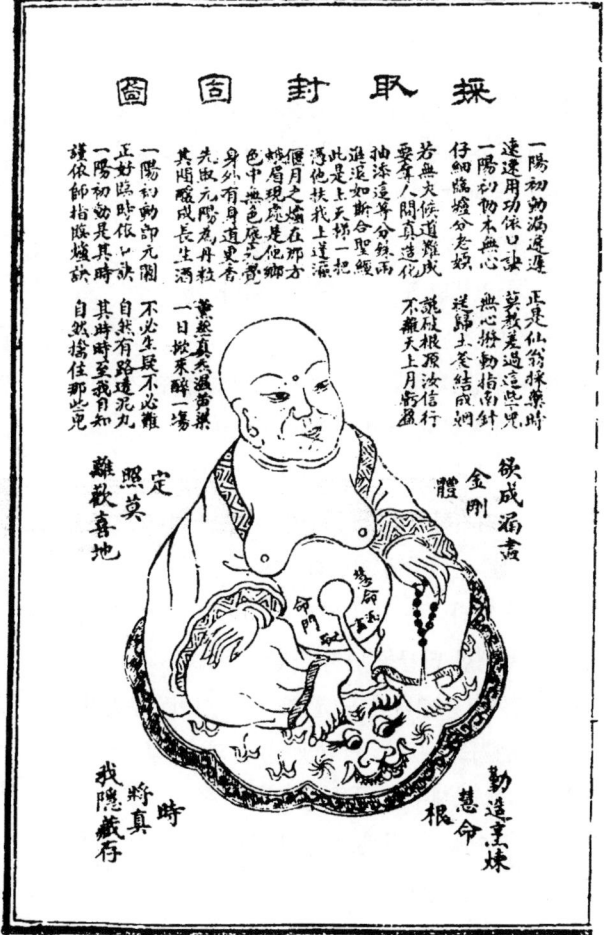

채취봉고도(採取封固圖)

일양이 초동하면 누설하는 것을 아주 늦추도록 하고
용공(用功)은 아주 빨리 구결에 맞추어 행해야 한다.
일양초동은 본래 무심한 데에서 나오는 것이니
화로를 자세히 살펴보면 노눈(老嫩)한 것을 분별하게 된다.
화후(火候)가 없으면 도를 이루기 어렵다.
그런즉 인간의 참된 조화를 탈취하고
또 이 같은 수량(銖兩)을 분별하여 추첨(抽添)할 것이며
진퇴하기를 거룩한 경전에 맞추어 할 것이다.
이렇게 하는 것이 하늘사다리에 오르는 것이며
오로지 이를 의지하여 내가 신선이 사는 곳에 오르게 된다.
언월로(偃月爐)는 어디에 있을까?
아미(蛾眉)가 나타나는 곳이 바로 그곳이니
색 중에서 무색한 티끌을 먼저 깨닫고
신외유신(身外有身)한다면 도(道)가 한결 향기로우리라.
먼저 원양(元陽)을 취해야 단립(丹粒)이 되며
그러는 사이에 장생주를 빚을 수 있다.
일양초동(一陽初動)은 원관(元關)에 똑바로 이르는 때이니
구결에 의지해야 한다.
일양초동은 바로 그 때이니
조심스럽게 스승의 지도와 임로결(臨爐訣)에 따라야 한다.
선옹(仙翁)은 채약할 올바른 때에 이르러서는
조금도 착오가 생기지 않도록 가르쳐 주어야 한다.

무심에서 지남침(指南針)을 발동하여
토부(土釜)로 돌려보내어 혼인을 하듯이 인연을 맺게 할 것이다.
근원을 설파하면 그대는 믿고 행할 것이며
천상의 달이 차고 기우는 도리에서 벗어나지 말아야 한다.
진기를 훈증(薰蒸)하고 황거(黃渠)를 따뜻하게 하면
하루만에 술에 취한 듯한 상태에 빠지게 되는데
의심을 내거나 어려워할 필요가 없다.
자연히 길이 생겨 이환을 뚫게 되니
그때마다 내가 저절로 알게 된다.
그러면 자연히 그러한 상황에 머무르게 된다.

누진금강의 성체를 이루려면
환희의 땅을 떠나지 말고 꼭 비추라.
힘써 혜명의 뿌리를 삶아 쪄서 만들면
거기에 참 나가 숨어살게 되리라.

채취봉고구결(採取封固口訣)

　이른바 채취라 하는 것은, 양기의 낌새[陽機]가 발동하기를 기다려 익숙한 길로 향하여 누진(漏盡)하려는 것을 나의 진의(眞意)로 다스리고 나의 진식(眞息)으로 빨아들이고 때에 맞추어 식수(息數)를 사용하여 위로 끌어올리는 것을 가리킨다.

　　　고덕(古德)은 이를 가리켜 '활자시(活子時)'라 하는데, 이는 곧 약이 생기는 때를 가리킨다.

　그렇게 하여 외신(外腎)이 엎드려서 끄떡거리는 것을 멈출 때에 호흡을 사용하고, 낌새가 일어나면 뇌[性]가 음교(陰橋)[1]를 따라 그 낌새를 위로 끌어올려 제자리로 돌아오게 한다. 이때 합벽하는 소식이 일어나는데, 이기(二炁)[2]를 분명하게 겸용하면 원기가 저절로 화로(火

---

1) 음교(陰橋) : 음경과 항문 사이에 임독 이맥이 통과하는 자리. 상하로 각맥이 통하여 온 몸을 두루 흐르는데, 이 음교 일맥은 여러 성인들이 비밀로 여겼고, 고인들은 감추고 드러내지 않았다. 음교 이환에 일기가 순환하는데, 아래로는 지호(地戶)를 뚫고 위로는 천관(天關)에 통한다. 음교는 팔맥을 총괄하는 곳이다.
2) 이기(二炁) : 후천기와 선천기, 후천기는 호흡기이며 선천기는 원기이다.

爐로 돌아온다. 그런 다음 무화(武火)로 하련(煆煉)하면서 의식을 안정시켜 불이 일어나게 하고, 호흡으로 불어쳐서 한꺼번에 태워 녹이면 음근(淫根)은 저절로 오그라들면서 누진(漏盡)의 자료가 되고, 누진이 모조리 일어나면 기로 바뀌어 버리니, 이쯤이면 방심하여 편안히 수용할 수 있으며 꿈쩍 않고 무사하게 된다.

낌새가 발동하는 즉시 기가 발생할 때 안으로 충실하게 해두면 누진의 자료가 된다. 그러나 낌새가 발생했더라도 이를 밖으로 새어나가게 하면 유형한 정(精)이 되어버린다. 만약 하련하지 않고 있으면 반드시 몸과 마음에 해가 된다. 그리하여 단전을 화로로 삼고 합벽을 상자로 삼고 신을 불로 삼아서, 또 호흡을 바람으로 삼아 불을 불어치고, 불을 가지고 물(物)을 변화시키며, 따뜻한 소식이 있게 되면 효험이 생긴 것으로 여길 것이다. 기가 번창하고 흔쾌해지면 무사하게 된다. 이렇게 오래도록 하련하면서 한 시도 쉬지 않고 삶아 찌면, 낌새가 저절로 죽은 듯이 잠잠해지고 음근(淫根)3)이 저절로 단절된다. 또 음탕한 성품 또한 하나도 없이 사라지고 몸과 마음이 태평해지며 세 종류의 음사(淫事)가 발붙일 곳이 없어진다. 이쯤이면 불보리(佛菩提)를 성취하는 것이 어찌 기대하지 못할 만큼 어려운 일이랴. 이것이 곧 무화로 채취하는 방법이다.

또 화로 속에 돌아왔을 때에는 문화를 사용하여 온양해야 하는데, 부존이수(不存而守)하고 불식이허(不息而噓)하여 잠시라도 방심하지 않고 깨어 있으면서 호흡을 왕래하되, 끊이지 않고 면면히 하여 숨쉬는 것마다 그 뿌리로 돌아가게 한다. 모든 생각이 거기에 있게 하고

---

3) 이때에는 생식기가 아니라 음탕한 생각이라는 뜻이다.

응신하여 기를 모으며, 수시반청(收視返聽)하여 입(兌)을 가두어 닫고 목(靈柱)을 꼿꼿하게 세워두고 한 생각도 일어나지 않으며, 뜻을 하나로 하여 흩어지지 않게 하면 단전의 기운이 자욱히 피어오르는데 마치 화로 속의 불씨와 같아진다. 옛말에 이르기를 불이 배꼽 아래에서 일어나며 물이 솥에서 부글부글 끓는다 했으니 바로 이 뜻이다.

이것이 문화로 봉한다는 것이다.

봉고는 수원(水源)을 청진(淸眞)하게 안정시키고, 약물(藥物)의 노눈(老嫩)을 판별하여 지나치거나 부족한 것을 살피며, 효험이 있는 경계가 이르도록 기다리는 것을 말한다. 그런 후에야 주천의 법륜을 행할 수 있다.

대개 수의 청탁과 또 약의 노눈이라 하는 것은 봉고하는 후(候)에서 판별하게 된다. 수원이 맑은 경계에서는 한 생각도 생기지 않고 만 가지 인연이 한꺼번에 잠잠해지고 혼혼윤윤(渾渾淪淪)[4]하여 태극이 아직 갈라지기 이전의 상태처럼 된다. 또 명명행행(溟溟涬涬)[5]하기가 마치 음과 양의 양의(兩儀)가 아직 나타나기 전과 같으며, 하나같이 맑고 깨끗하기를 마치 연못에 비친 둥근 달과 같으며, 또 적연부동하기를 파도 한 점 없는 명경지수와 같으며, 안으로 신체가 있음을 깨닫지 못하고 밖으로는 우주가 있음을 알지 못하여, 그야말로 허극정독하게 되면 수원이 맑고 깨끗해진다.

만약 허극정독한 데에까지 이르지 않으면 수원의 시발점이 탁해진다. 맑은 것을 사용하면 진단(眞丹)을 이루어 진선(眞仙)이 되지만 탁

---

4) 혼혼윤윤(渾渾淪淪) : 음양이 한데 어울려 분리되지 않은 상태.
5) 명명행행(溟溟涬涬) : 천연스럽기 그지없음.

한 것을 사용하면 환단(幻丹)을 이루어 병을 이룬다. 노(老)라 하는 것은 기의 발동이 지나쳐서 흩어진 것이니 그러면 채취해도 진승(進升)하지 못한다. 또 눈(嫩)이라 하는 것은 기의 발동이 작고 부족한 것이니 그러면 채취해도 진승하지 못한다. 그러므로 효험이 나기를 기다려서 효험나는 경계가 나타나야 채취할 수 있다. 그러고 나면 주천하는 약물에 지나치거나 부족함이 없게 된다.

고요함이 극치에 이르렀으나 아직 기가 발동할 정도에까지 이르지 않았으면 양이 회복되어 음과 떨어지지 않고 있는 때이므로 이때 태극이 장차 갈라지게 될 것이나, 아직 태극이 분판되지 않은 동안에는 그 상황을 형용하기 어려울 정도로 묘한 경계가 나타난다. 캄캄하기가 마치 높은 산에서 안개나 아지랑이가 자욱히 피어나는 듯하며, 몽몽(濛濛)하기가 마치 안개 자욱한 깊은 연못과 같으며, 마치 겨울에 눈이 부슬부슬 내려와 엉기는 듯하고, 또 간장물이 점점 아래로 가라앉는 듯하며, 또 혼혼돈돈(混混沌沌)하고 묵묵혼혼(默默昏昏)하여 깨닫지 못하는 사이에 허무멸진(虛無滅盡)하는 경계에 빠져들어 가게 된다.

생각하는 대로 모두가 다 변화하지 않는 것이 없게 되면 생각하는 중에 무넘하게 되고, 뜻하는 중에 뜻이 사라진다. 또 무위한 중에 텅 비워지고 적막고요하며 깊은 어둠 속에 빠져든 것 같아져서 천지인아(天地人我)의 구별마저 사라지면 형체가 그 형체를 없애며, 마음이 그 마음을 없애어 마치 목욕한 듯, 술 취한 듯, 미친 듯이 된다.

---

6) 진승(進升) : 진양화의 다른 말. 소주천 화후시 독맥으로 양화가 올라가는 것.
7) 몽몽(濛濛) : 원기가 아직 분리되지 않고 순전한 상태.

옛말에 때가 이르면 약물이 신령해져서 단전이 훈훈해지고 또 진기가 발동함을 마음으로 깨닫게 되며, 온 몸이 따뜻하고 향기 자욱하듯 해진다고 했다. 열 손가락에 보드라운 솜이 살그머니 닿는 듯해지며, 사지의 쾌락이 통창(通暢)해지면서 내 몸이 자연스레 꼿꼿하게 솟아오르는 듯해지며, 높은 산에 암석이 우뚝 솟아오르는 듯하고, 내 마음은 자연히 텅 비고 고요해져서 마치 가을달이 맑은 물에 비춰진 것과 같아진다. 이 즈음에 털구멍에 가려움이 일어나며 사지와 몸이 솜처럼 마비된 것 같아지며 심신이 자연히 쾌락해진다. 그러면서 양물(陽物)이 갑자기 벌떡 일어서게 된다.

그런 후에 홀연히 큰소리가 나면서 호흡이 일시에 끊어지고, 신과 기가 한 순간에 자석처럼 서로 끌어당겨 붙어버린 것처럼 되고, 의식과 호흡은 벌레가 엉겨붙듯이 찰싹 달라붙어서 서로 껴안으며, 신이 기를 보듬고 기가 신을 놓치지 않고 서로 친하게 연모하며 한 덩어리를 이루면서 원관(元關)이 갑자기 변하게 된다. 이는 마치 부인이 태를 품은 듯하여 호흡이 우연히 끊어지며 심신이 얼굴과 뺨을 비비며 맞대고 즐거워하는 것처럼 신과 기가 참으로 합쳐져 하나가 된다. 수만 개의 구멍과 천 가지 혈맥이 열린다. 그때 나타나는 경상(景象)이란 언어로 형용하기 어려울 정도이다. 노래로 이르기를 "기이하고 괴이하도다! 그간의 조화란 어떤 묘의(妙義)로도 나타낼 수가 없으니 차라리 묵묵히 아름답고 창쾌하다 할 뿐이로구나"라고 했다.

작게는 황홀하기 그지없다고나 할까! 마음과 뜻이 다시 영활해지면서 호흡이 다시 일어나고 홀연히 빠르게 활발히 움직이는데, 원규(元竅)에 있던 기가 발생하여 운행하며, 위로는 심궁에 통하고 아래로는 양관에 통하며, 뒤로는 독맥에 통하고 앞으로는 임맥에 통하면서, 가운데로는 충맥으로 통하고 옆으로는 대맥에 통하며, 위쪽의 뒷면으로는 콩팥에 통하고 위쪽의 앞으로는 배꼽으로 통하며, 또 신관(腎管)의 뿌리에서 발동하게 되며 터럭 사이로 운행하면서 마치 널찍하게 퍼지는 듯하다. 또 한편으로는 합하여 모여드는 듯하기도 하는데 사실은 그 퍼지고 모이는 것이. 가시적인 것은 아니다. 또 마치 누설하는 것 같기도 하나 실제로는 누설하지 않는다. 이때의 쾌락이란 무궁하기 짝이 없으며 산뜻하게 통창하여 오로지 아름답기만 할 뿐이다. 이것이 이른바 일양초동이란 것으로 그 소식은 무궁하다 하겠다. 진기가 선회하면서 움직이고 원관이 뚫려서 드러나는 정경이니, 이에 대해 소강절(邵康節) 선생이 말하기를 "황홀하도다! 음과 양이 처음으로 변화할 즈음이란, 따뜻한 기운이 천지에 뭉게뭉게 피어올라 잠깐 사이에 선회하는구나. 그 중간에서 작은 것이 좋은 광경을 보여주니 어찌 이 공부를 언어에 담을 수 있겠는가?"라고 했다. 또 말하기를 "홀연히 야반에 우레 같은 소리가 한 차례 나며 천문만호(千門萬戶)가 그에 따라 차례로 열리며 부지불식간에 형상이 나타나면서 그대에게 복희씨가 다가옴을 친견하게 되는구나!"라고 했다.

　진기가 충만해져서 임독맥이 저절로 열리고 그것이 운행하면서 도로가 저절로 생겨나며 녹아들어 가기를 마치 산꼭대기에 구름이 뭉게뭉게 피어올라 태공(太空)에 이르는 듯하며, 마치 넓은 들에 단비가 보슬보슬 내리듯 하며, 마치 봄비가 큰 연못을 가득 채우듯 하고, 진액이 퍼지는 것이 마치 강물이 질펀히 흘러서 풀어지는 듯한데, 이것이 흩어지면 온 몸의 백맥을 모조리 꿰뚫는 듯하며, 이것이 모여들면 선천진을기(先天眞乙炁)[8]의 허무와 합쳐진다. 이것이 지극히 청진한 정자시(正子時)[9]이다. 실로 지극히 허령한 참된 경상이다.

겉으로는 장과로(張果老)의 도기려법(倒騎驢法)10)을 사용하여 그 신체를 견고하게 하고, 안으로는 신과 기를 엎드리게 하여 봉고 정식(停息)하기를 기다리면서 수중(守中)11)해야 한다.

이는 중궁에 들어가서 목욕하는 것이며 주천하는 첫머리인데, 이에 마땅히 기화(起火)12)하여 주천을 운행하는 것이다.

그리하여 신과 기를 다 굴복시켜 기혈에 머무르게 하고 온유한 문화를 사용하여 먼저 끌어당기면 금(金)이 선회하는 낌새를 가지게 되면서 불이 장성하게 된다.

주천하는 무화는 바로 여기서부터 쓰임새가 생기기 시작한다. 전적으로 기혈에 있는 신(神)의 권세에 의지하여 두 가지 기가 배회하는 것을 한데 묶어서 조정하고 곤화(坤火)를 움직여 아래13)로 내려가도록 하여 금수(金水)14)가 독맥을 타고 진승하게 할 수 있다.

---

8) 선천진을기(先天眞乙炁) : 선천진일지기(先天眞一之炁)와 같다.
9) 정자시(正子時) : 올바른 활자시로서 몸에 일어나는 경상.
10) 장과로가 천 년 묵은 동삼(童蔘)을 먹고 당나귀를 타고 가다가 선화(仙化)하여 당나귀와 함께 승천했다는 고사에서 나온 말.
11) 수중(守中) : 인체의 심(心)과 신(腎) 사이 거리가 8촌 4푼인데, 4촌 2푼의 자리가 중이며, 여기를 지키는 것을 말한다. 지킬 때에는 외부의 것이 안으로 들어오지 못하게 하며, 안의 것이 밖으로 나가지 못하게 하여 그 자리만을 지키는 것이다. 그 자리는 바로 중궁이다.
12) 기화(起火) : 불을 일으키는 것을 말한다. 채약할 때에는 양물이 발동하는 그 자리에서 불을 일으키며, 소주천에서는 자시위(子時位)에서 불을 붙인다. 그러나 대주천에서는 기화하면 안 된다. 단이 탈 우려가 있기 때문이다.
13) 여기에서는 자시위를 가리킨다.
14) 금수(金水) : 금(金)은 감수(坎水) 속에 있으므로 금수(金水)라 한다. 즉 아직 요동하지 않은 선천의 연(鉛 : 선천기)을 말한다. 이 기는 허무굴에서 생긴다. 허

나의 탁약 호흡을 일으킬 때 무화를 덧붙여 사용하고 성(性)이 안에서 운행을 알선한다.

안은 곧 중궁(中宮)이다.

그리하면 명(命)은 밖에서 시화(施化)한다.

밖은 곧 도로(道路)이다.

이 외부, 즉 임독맥의 도로를 따라 나아가며 따라서 내외가 융통하여 맥락(脈絡)이 열린다. 이때 명은 저절로 성(性)의 말을 잘 듣게 되고, 성은 자연히 명을 주장할 수 있게 되어 안에서는 합벽의 소식이 일어나며 밖에서는 두병(斗柄)15)이 순환함에 따라 입정한 상태로 천심(天心)이 주재하게 한다.

바퀴통과 바퀴살을 운전하면서 배회하다가 신과 기를 한데 묶어 나아가고 머무르게 하면서 화후의 일어남과 그침을 알게 되면 이것이 곧 법륜의 묘한 운행이다.

그런데 주천에는 도수(度數)16)가 있으니 오르고 내리는 데에는 그

무굴은 하단전이다.
15) 두병(斗柄) : 북두칠성의 다섯째 별인 형(衡), 여섯째 별인 개양(開陽), 일곱째 별인 요광(搖光), 이 세 개의 별을 두표, 또는 천강, 또는 두병이라 하는데, 사람 몸에서는 단전에서 주천을 행할 때 그 진의(眞意)를 두병이라 한다. 참고로 북두칠성의 나머지 별은 순서대로 추(樞), 선(璇), 기(璣), 권(權)이라 부른다.
16) 도수(度數) : 소주천 도수 360을 말하는데, 독맥의 각 시위인 자(子), 축(丑), 인(寅), 묘(卯), 진(辰), 사(巳)에서 각각 36식(息)을 호흡하고 합하면 216식(息)이 된다. 그리고 임맥의 각 시위인 오(午), 미(未), 신(申), 유(酉), 술(戌), 해(亥)에서 각각 24식을 호흡하는데 합하면 144식(息)이 된다. 독맥 216식과 임맥 144식을 모

규칙을 잘 알아야 한다. 이에 대해서는 다음 장에서 명백하게 밝혔으니 자세히 참고하기 바란다.

두 합치면 360식이 되는데, 여기에 하단전 기혈에서 일어나는 윤여(閏餘)인 5도(度) 4분의 1식을 합하여 주천 도수를 꽉 채운다.

육후연단도(六候煉丹圖)

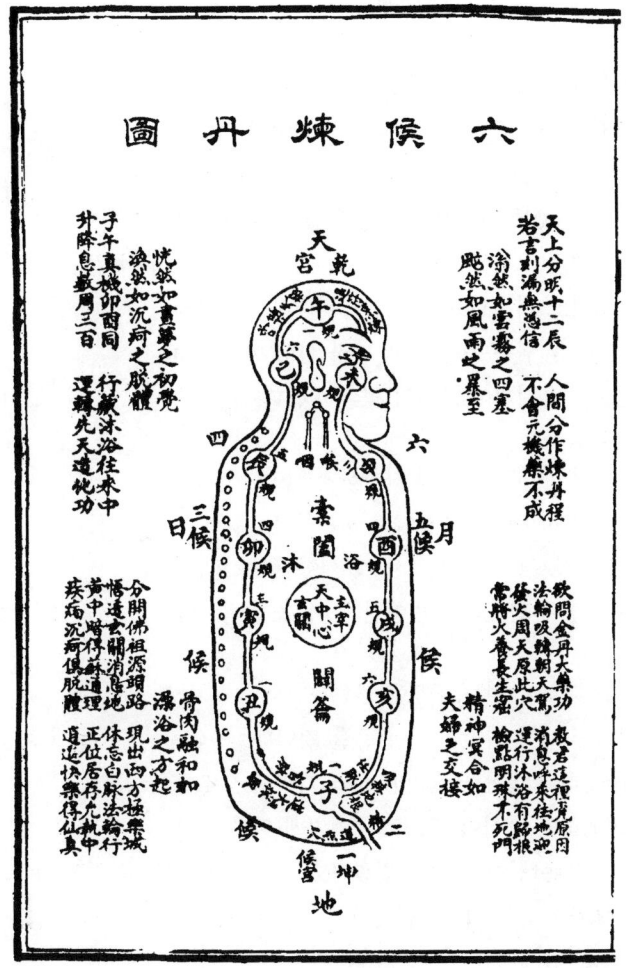

육후연단도(六候煉丹圖)

천상에는 십이진(十二辰)이 분명하고
사람에게는 연단하는 과정이 나누어져 있다.
만약 각루(刻漏)¹⁾를 의거하여 수련치 않으면
원기(元機)를 만나지 못하여 약을 이룰 수 없다.
자시위와 오시위에서 일어나는 참된 낌새는 묘유와 같고
운행하고 머무르고 목욕하며 왕래하는 가운데
오르고 내림은 호흡 수에 따라 삼백 번 주행하니
선천을 운전하여 조화의 공을 이룬다.

구름과 안개가 사방에 자욱하게 일어나며
돌연히 비바람이 휘몰아쳐 오는구나.
한낮에 낮잠 자다 꿈에서 갓 깨어난 듯 황연하며
깊은 병에 빠졌다가 벗어난 듯 몸을 울렁인다.

금단 대약을 얻는 공부를 묻는다면
자기 속에서 원인을 찾아야 할 것이다.
흡(吸)하여 법륜을 굴리면 하늘 가마에 오르고
호(呼)하면 소식이 땅으로 내려가게 된다.
주천은 본래 이 혈에서 발화하고
운행하고 목욕하며 귀근하여
늘 장생굴에서 그 불을 기르고
밝은 구슬을 점검하면 불사문에 이르리라.

---

1) 각루(刻漏) : 소주천 도수에서 연단하는 데에는 수식(數息)이 있는데 정해진 호흡 수에 따라야 단을 이룰 수 있다.

부처와 조사가 되는 근본적인 갈림길이 있어 분명히 펼쳐보였다면
서방의 극락성이 훤히 드러나리라.
현관의 소식 있는 곳을 깨달아 뚫고
고요히 앉아 정조하면 백맥(百脉)에 법륜이 운행하며
황중(黃中)²⁾에서 소통하는 아득한 이치를 깨달으며
올바른 자리에 있으면서 집중(執中)을 쉬지 않네.
큰 병에 깊이 빠졌다가 그 병에서 말끔히 헤어난 듯
즐겁게 노니는 신선이 되었구나.

정과 신을 합치는 것은
마치 부부 교접의 이치와 같고
골과 육이 융화하는 것은
방금 목욕을 마쳐 상쾌한 것과 같다.

---

2) 황중(黃中) : 단전 위에 금정(金鼎)이 있고, 금정의 약간 위에 황정이 있으며, 그 황정의 한가운데가 황중이다. 심장의 아래, 신장의 위에 극히 허하면서도 실한 곳이 있는데 이곳이 황중통리하는 길이며, 두 기가 열리고 닫히도록 관리하는 곳이다. 이는 대주천의 도로이며 소주천의 도로와는 다르다. 황중통리라는 것은 사람 몸의 한가운데로서 위는 맑고 아래는 탁하다. 밖으로 사방에 대응하고 팔맥이 통하는 길이다. 채약을 하지 않으면 음중양, 즉 선천기(진기)가 머무를 수 없으며 진화할 수도 없고 약은 반드시 흩어져 소모되고 만다. 화와 약을 겸용하면 중황이 확립되어 만 가지 변화에 통달한다. 그래서 황중통리(黃中通理)라 하는데 결국 사람 몸의 중심이 된다.

육후연단구결(六候煉丹口訣)

　앞장의 설명은 약물의 청진에 관한 것이며, 이 장의 내용은 승강하는 공법의 과정에 관한 것이다.
　법륜(法輪)[3]을 주천할 때에는 이 육규(六規)[4]에서 시작하여 운용한다. 금단 대약은 또 이 육후(六候)에서 비롯하여 연성한다. 그 현묘한 공부는 선천과 후천을 함께 운용하는 묘법을 쓸 것이며, 그에 대한 규칙이 정해져 있으므로 건책(乾策)과 곤책(坤策)이라는 생성의 식수(息數)가 있다. 또 문화(文火)와 무화(武火)의 공에 대해 말하건대 전적으로 문에만 또는 무에만 전념하는 것으로 되어 있으며, 또 문도 아니고 무도 아닌 경우도 있으며, 또 문과 무를 겸하여 사용하는 경우도 있다. 또 무에다 문을 곁들여 사용하는 경우도 있으니 이는 주천할 때 문과 무의 화를 적절하게 바꿔가며 사용한다는 뜻이다.

---

3) 법륜(法輪) : 임독맥을 통해 기를 운행시키는 것. 법륜을 돌린다는 것은 소주천을 운행시킨다는 뜻이다.
4) 육규(六規) : 12시위(時位)의 다른 말로서 임맥의 전육규, 독맥의 후육규가 있다. 회음과 옥침은 각각 독맥의 제일규와 제육규가 되며, 이환과 기해는 임맥의 제일규와 제육규이다.

또는 그 중에서 목욕(沐浴)하는 비법을 논하자면, 호흡하는 중에 목욕하는 것이 있고, 규중(規中)에 목욕하는 것이 있는가 하면, 자오묘유(子午卯酉)의 사정(四正)에서 하는 목욕이 있으며, 또 귀근하여 기혈에서 행하는 목욕이 있으니 이는 주천을 운행할 때의 목욕법이 한결같지는 않다.

먼저 후(候)를 명백히 알아야 행주기지(行住起止)하는 낌새를 파악할 수 있다. 그 다음에는 화(火)를 알게 되면 선과 후, 완과 급을 알아서 화를 사용하는 것이 있다. 주천승강하는 화후(火候)에서 진기가 왕성해지는 올바른 때를 기다렸다가 후천 호흡을 일으켜서 선천 진기를 몰아치게 되면 선천 진기가 비로소 승강하게 된다. 후천 호흡을 불어쳐서 운행함으로 인해 후천의 흡호(吸呼)가 지나치거나 모자라게 되는 폐단이 있게 되면, 선천 진기가 모였다가도 흩어져서 불응하게 된다. 그러므로 삼백 식수를 정하여 세어가는 화부(火符)5)가 있으며, 목욕할 때는 60식을 대강 마음 속에 정해두고 일일이 계산에 넣지 않는데, 이는 반드시 사정(四正)에서 보충하는 것이다.

바야흐로 진기가 운행하여 끊어지지 않게 되면 반드시 각루에 맞추어 처리하도록 할 것이다. 그리하면 화후가 지나치거나 모자라는 일이 없어진다. 모두 음과 양의 십이시인데, 이것이 일주천을 온전히 끝내는 도의 도수이다. 그런데 후천기를 흡하면 그 순간 선천기는 머리에까지 올라가는데 이것을 채취라 한다. 반면 후천기를 호하면 그 순간 선천기는 곤복(坤腹)에까지 내려가게 되며 이를 팽련(烹煉)이라 부른다.

---

5) 화부(火符) : 진양화와 퇴음부를 줄여서 한 말.

멱원자(覓元子)께서 말한 것을 보면 건과 곤은 합벽하는 이치가 있으며 음과 양은 그 운행하는 낌새가 있으니, 한 번 흡입하면 아래의 자(子)시위에서부터 올라가고, 한 번 호출하면 오(午)시위에서부터 내려간다. 이를 일식의 승강이라고 부르는데, 『역경(易經)』에서는 합호(闔戶)하는 것을 곤(坤)이라 하고 벽호(闢戶)하는 것을 건(乾)이라 한다. 또 한 번 합하고 한 번 벽하는 것을 변(變)이라 한다. 또 왕래가 무궁한 것을 통(通)이라 부른다.

광성자(廣成子)는 말하기를 "사람의 호흡이 반복하여 체(蒂)⁶⁾에 통하고 나의 진기는 의(意)와 상접한다. 한 번 흡입하면 천기는 내려오고 한 번 호출하면 지기는 상승한다. 또 외면의 기가 내려가면 내면의 기는 나를 통과해서 올라오며, 외면의 기가 올라가면 내면의 기는 나를 통과하여 내려간다"고 했다.

또 충허자(沖虛子)는 말하기를 "들이마시는 순간에는 합(闔; 닫힘)하는 것인데, 나는 곧 굴러서 건(乾)에 이르고 승(升)하여 진(進)이 된다. 또 내쉬는 순간에는 벽(闢; 열림)하는 것인데, 나는 곧 굴러서 곤(坤)에 이르며 이렇게 강(降)하는 것을 퇴(退)라 한다"고 했다. 대개 건이라 하는 것은 머리를 말하며 천(天)이라고도 한다. 그래서 그 자리는 위[上]가 된다. 또 곤은 배를 말하며 지(地)가 된다. 그러므로 그 위치는 아래에 있는 것이다. 합벽이라는 것은 내외호흡의 원기(元機)⁷⁾를 말하는데, 들이마시는 순간에서의 합고(闔固)는 아래[下]에서 하며 이때 내면의 낌새는 위로 올라오게 된다. 또 상(上)이라 하는 것은 아래에서부터 위로 올라와 머리, 즉 건에 이르는 것을 가리킨다.

---

6) 체(蒂) : 명체(命蒂)의 준말. 꼭지 혹은 뿌리의 뜻으로 기가 생겨나는 곳. 그 꼭지는 배꼽에서 생긴다. 형상이 없는데 기가 발동하면 그곳을 깨달을 수 있고 기가 멈추면 그곳이 사라져서 찾을 수가 없다. 진식이 명체에서 유래하므로 명체는 진식이 시작되고 나서부터야 볼 수 있다.
7) 원기(元機) : 본래 기틀.

이를 진양화(進陽火)라 하고 또는 채취(採取)라 한다. 내쉬는 순간에
서의 벽고(闢固)는 위[上]에서 하는데, 이때 내면의 낌새는 아래로
내려가게 된다. 여기서 하(下)라 하는 것은 위에서 아래로 곤에까지
내려가는 것을 말하며, 이를 퇴음부(退陰符)라고도 하고 팽련(烹煉)이
라 한다. 이것이 내외합벽하여 주천하는 비밀스런 천기이다.

　소자허(蕭紫虛)는 말하기를 "건곤에서 탁약으로 북 치듯이 두드리
는 데에는 수(數)가 있다고 했다. 감리(坎離)[8]에서 도규(刀圭)[9]를 채취
하는 데에는 그 때가 있다. 또 건곤은 천지의 정한 위치이며 탁약은
곧 바람으로 북 치듯 하는 소식이다"라고 했다. 어째서 그런가? 진기
란 것은 스스로 건곤에 반복할 수가 없으며 조금은 진의의 힘을 의
지하면서 탁약을 사용해야 불어치며 운행할 수가 있다.

　건과 곤은 탁약의 체(體)가 되며 감리는 탁약의 용(用)이다. 건에서
내쉬면 곤에서는 들이쉬며 곤이 들이쉬면 건에서는 내쉰다. 그러므
로 건과 곤은 감리의 체이며 내호흡은 곧 감리의 용인 것이다.

　사람이 능히 내호흡을 명백히 알 수 있다면, 탁약이 저절로 북 치
듯 두들기면서 건곤은 저절로 운행한다. 수(數)가 있다고 하는 것은
곧 승강함에 있어 300식(息)이 있다는 것을 가리킨다. 감리라는 것은
심(心)의 신(神)과 신(腎)의 기(炁)를 뜻한다. 도규라 하는 것은 신과
기가 혼연히 합하는 것을 말한다. 때[時]가 있다고 하는 것은 양기가
생기는 그 때를 가리키는 것이다.

---

8) 감리(坎離) : 건곤교구와 감리교구에서 나오는 말. 건곤은 건수곤복으로서 머리
　와 배를 말한다. 감리는 이심감신(離心坎腎)으로서 신장과 심장을 말한다. 심장
　은 신을 간직하고 신장은 기를 존성한다.
9) 도규(刀圭) : 도(刀)는 수(水)와 금(金)이며 규(圭)는 무토(戊土)와 기사(己士)를 말
　한다. 금목(金木)이 서로 어울리는 것은 건곤교구에서 산출되는 것이며, 신과 기
　가 합하는 것은 감리교구에서 산출되는 것이다.

내가 말하건대, 독맥으로 올라가는 후에서는 반드시 건책의 수에 합하게 해야 하는데, 건의 양효는 구(九)를 쓰고 양의 시규(時位)는 사설(四揲)10)을 한다. 일규마다 4×9=36이며, 독맥인 양시위에서는 자(子)에서 사(巳)까지 모두 육시위가 있으므로 4×9×6=216이 된다. 이에 자에서 사 사이에 묘(卯)시위가 있는데, 여기에서 목욕하는 것을 제하고 수를 헤아리는 데 사용하지 않는다. 이에 건이 꽉 차면 180이 된다(216-36=180). 지(地)에서 천(天)에 이르기까지를 승후(升候)라 말하며, 이는 양화(陽火)가 진(進)하는 것을 이른다. 각 규에서 36식(息)을 사용하게 된다.

또 임맥에도 후가 있는데 모름지기 곤책의 수에 맞게 해야 한다. 곤의 음효에서는 육(六)을 사용하며, 음의 시규(時位)에 사설(四揲)을 하면 4×6=24가 되며, 육음시위를 모두 합하면 4×6×6=144가 된다. 오(午)에서부터 해(亥) 사이에 있는 유(酉)시위에서의 목욕을 제외하면 음수는 총 120이 된다(144-24=120). 이를 비유로 강후(降候)라 하며 퇴음부(退陰符)하는 것이다. 여기서는 각 규마다 24식(息)을 사용하게 된다.

  조원자(朝元子)는 말하기를 "권고컨대 궁극에 이르기까지 주천의 수를 취할 일이다"라고 했다.
  또 조환양(曺還陽) 조사는 말하기를 "음과 양을 번갈아 가며 300식을 하라"고 했다. 진희이(陳希夷) 선생은 말하기를 "36과 24는 주천을 운행할 때의 식수로서 서로 동등하다"고 했다.
  또 수양 진인(守陽眞人)은 말하기를 "자(子)에서 36식을 행하여 양

---

10) 사설(四揲) : 네 번 접는다는 뜻으로 4를 곱한다는 뜻. 구양수를 네 번 접으면 9×4=36이 된다.

효를 누적하면 180수가 되며, 오(午)에서부터 24식을 행하여 음효를 누적하면 120수가 되니 위와 같이 같은 의미를 갖는다"고 했다.

묘와 유의 자리에서는 목욕을 하게 되는데, 자와 오의 자리에서도 역시 그러하다. 귀근해서도 온양(溫養)을 하게 되는 윤여가 있어서 세(歲)를 채운다.

  자오묘유는 몸에서 사정(四正)의 시가 되니 모름지기 목욕을 행하여 진기를 안정시켜야 한다. 또 양과 음의 동정(動靜)을 잘 살피면서 화후를 더욱 편이하게 하면 화(火)에 선후완급의 쓰임새가 있게 되어 후마다 행주기지하는 낌새가 드러나게 되니 이 사정에서 정해지는 법이다.
  자(子)라는 것은 음이 극성한 데에서 양이 생겨나는 때이므로 목욕을 행하여 양기가 왕성해지도록 키워 나가는 것이며, 깊이 관찰하면서 채취(採取)해 나가는 후이다.
  묘(卯)란 음 중에 양이 반쯤 차지하고 있는 것으로서 중화(中和)를 얻고 있으므로 무화공(武火功)을 그치고 세밀히 관찰하면서 묵묵히 운행하는 후가 된다.
  오(午)란 양이 극에 이르러 음이 생겨나는 때이므로 목욕을 행하여 음액(陰液)이 왕성해 지도록 키워나가면서 자세히 관찰하며 팽련(烹煉)하는 후가 된다.
  유(酉)는 양 중에 음이 반을 차지하고 있는 때로서 역시 중화를 이루고 있는 때이므로 무화공을 그치고 세밀히 관찰하면서 묵묵히 훈증하는 후가 된다.
  윤여(閏餘)는 주천의 화를 그치는 때이며, 하단전에 귀환하여 원기를 온양하면서 재생을 세밀히 관찰하는 후이다.
  목욕은 문화로 취허하면서 묵묵히 훈증하고 진기를 온양하면서 끊임없이 세밀히 관찰하는 후이다. 그러므로 이도(履道)에 이르기를 "십이시 중에는 잠시도 틈이 없게 하라"고 했다.

유옥오(兪玉吾)는 말하기를 "천도(天道)는 잠시도 쉬지 않고 운행하며 단도(丹道)는 단 한 차례도 끊어지는 일이 없다"고 했다.

오허자(伍虛子)는 이르기를 "세상 사람들은 말하기를 목욕할 때는 화를 운행하지 않는다고 하는데 수도함에 있어서 취허하는 목적은 무엇인가? 반드시 사정에서 추보(抽補)해야 겨우 금단 한 알갱이를 얻을 수 있는 것이다"라고 했으며, 또 이르기를 "세심(洗心)하고 척려(滌慮)하는 것이 목욕에서 으뜸되는 일이다. 또 이기(二炁)를 요동치지 않는 것이 목욕의 올바른 공법이 되며, 진기로 훈증하는 것이 목욕의 대의가 된다. 또 인온소창(氤氳蘇暢)11)이 목욕의 선기(仙機)12)이다. 그 쓰임새는 오로지 면밀히 적조하는 공이며, 그 자리에서 움직이지 않고 죽은 듯이 고요히 있으며 묵묵히 운행하는 것이 목욕의 방법이며 그 본뜻에 부합한다"고 했다.

조 진인(曹眞人)은 말하기를 "십이시 중의 시위마다 모두 양화를 올리는 것이 진양화이며, 음부를 내리는 것이 퇴음부이다. 또 양을 사용하는 것을 화(火)라 하며, 음을 사용하는 것을 부(符)라 한다"고 했다.

여기에서 십이시라 함은 곧 몸 속에서 주천을 운행하는 시(時)를 말함인데, 자(子)에서부터 사(巳)까지는 양화를 올리는 시이며, 오(午)에서부터 해(亥)까지는 음부를 내리는 시이다. 또 각 시위마다 모두 양화와 음부가 있다. 목욕할 때에는 진퇴(進退)를 행하지 않으므로 역시 목욕하는 후(候)도 있다. 여기서도 양을 사용하는 것을 화라 하

---

11) 인온소창(氤氳蘇暢) : 기운 덩이가 무럭무럭 자라서 싱싱하고 창성해짐.
12) 선기(仙機) : 선도(仙道) 수련에서 증험 중에 나오는 비밀스런 낌새.

며, 음을 사용하는 것을 부라 한다.

　화양(華陽) 선사께서 말하기를 "진화할 때는 후천기가 진하는 것이며, 이를 양화라고 하고, 후천기가 퇴하는 것을 음부라 한다"고 했다. 대개 양화, 음부, 목욕, 귀근 등은 모두 후천 호흡기를 빌려서 하는 것이 주천 도수의 법칙이다. 만약 호흡이 없다면 양화, 음부, 목욕, 귀근 등은 할 수가 없다.

　진양화하는 육시위에 퇴부하여 화를 쉬게 하는 기틀이 감추어져 있으며, 퇴음부하는 육시위에 역시 양화를 굴리고 부를 멈추는 기틀이 감추어져 있다. 대개 진화할 때에는 후천기가 들숨에는 올라가고 날숨에 따라 내려가는 기틀이 있는데, 날숨에서 내려갈 때 목욕법을 사용하여 진기가 날숨을 따라 내려가지 않도록 방비해야 한다.

　옛 성인께서 이르되 "올라가야 좋을 때 내려가게 하는 법이 없도록 하는 것이 이치이다"라고 했으니 바로 이를 가리킨 말이다. 이것이 곧 진화하는 육시에서 음부식화(陰符息火)[13]하는 비밀스런 낌새를 감추고 있다는 뜻이다. 또 퇴부하는 육시에서는 후천기가 날숨에 내려가고 들숨에 올라가는 낌새가 있으므로 들숨으로 인해 올라가려 할 때에는 목욕의 방법을 사용한다. 그리하여 진기가 들숨을 따라 다시 올라가는 일이 없도록 방비해야 한다.

　옛 성인께서 이르되 "내려갈 때에는 올라가는 일이 없도록 한 것이 이치다"라고 했다. 이것이 퇴부하는 육시위에 양화정부(陽火停符)[14]하는 비기(秘機)가 감추어져 있음을 주의해야 할 것이다.

---

13) 음부식화(陰符息火) : 들숨에는 양화가 올라가야 하는데 독맥 상승시 날숨을 쉬지 않을 수 없다. 따라서 날숨을 따라 양화가 꺼지고 다시 내려가려는 낌새를 주의해서 방비해야 한다. 따라서 진양화 시에 날숨은 목욕공을 할 때처럼 문화로 해야 한다.

14) 양화정부(陽火停符) : 날숨에서는 음부가 내려가야 하는데 임맥 하강시 들숨을 쉬지 않을 수 없다. 따라서 들숨을 따라 다시 양화가 일어나서 되돌아 올라가려

내가 다시 이에 관련하여 말하겠는데, 300식 중에서 호흡마다 모두 진(進)·퇴(退)·목(沐)·욕(浴)이 있는 바, 진할 때 양화를 꺼지게 하는 낌새가 암장되어 있으며, 퇴할 때 음부를 멈추게 하는 낌새가 암장되어 있다. 역시 진하는 처지에서 욕(浴)을 암장하고 있으며, 퇴하는 처지에서 목(沐)을 암장하고 있다.

    300식이라고 하는 것은 몸 속에서 주천을 운행하는 호흡수를 말한다. 호흡마다 모두 진퇴목욕하는 것이 있는데, 퇴하는 목욕은 자(子)시위에서 진양화할 때이며, 후천기를 호출할 때를 말한다. 진하는 목욕은 오(午)시위에서 퇴음부할 때이며 후천기를 흡입하는 경우이다. 그러므로 『오진주소(悟眞註疏)』에서 이르기를 "자에서 진양화할 때 식화(息火)함을 목(沐)이라 하며, 오에서 퇴음부할 때 정부(停符)하는 것을 가리켜 욕(浴)이라 한다"고 했다.

    식양화와 정음부를 아울러 목욕이라 하는데 모두 이 두 경우에 해당한다. 대개 식화하고 정부한다는 것은 모두 후천의 무화(武火)를 정주(停住)하게 하는 것을 뜻하는 것이지 선천기를 운행하지 않는다는 뜻이 아니다.

    그런 가운데 정주하면서 무슨 낌새가 생기면 그에 따라 자연스럽게 묘한 운행을 따라갈 것이다. 그러면서 선천의 음양지기를 억제하는데, 다만 황홀하면서 묘명한 가운데 훈증하여 인온한 모습을 띤다. 오로지 후천 호흡 기운을 빌어서 양화, 음부, 목욕, 귀근하는 법을 확립할 것이다. 또한 그렇게 하는 것이 선천 진기를 운전하는 올바른 의미이다.

    산란하거나 단절함으로써 상황에 옳게 대응하지 못하는 우환을 없

는 낌새를 주의해서 방비해야 한다. 따라서 퇴음부 시에도 역시 들숨은 목욕공을 할 때처럼 문화로 해야 한다.

애면 주천은 바야흐로 시각과 도수에 맞추어지며, 화후를 운용해도 지나치거나 모자라는 일이 없어진다.

부처와 종사가 이르신 바, "행화(行火)하기를 착하게도 잘 하는구나"라고 말한 것이 바로 이것이다.

양맥인 독맥에서부터 진화하는 데에는 육양시(六陽時)의 규칙이 있으며, 각 규마다 36식을 행한다. 식이라 하는 것은 일 회 들숨과 일 회 날숨을 말하는데 그 사이가 생살지문(生殺之門)이 된다. 올리고 내리고 멈추는 세 가지 낌새가 바로 거기에 있는데, 이때 무(武)와 문(文), 그리고 목(沐)하는 세 가지 화(火)를 사용하면서 모름지기 진기가 황홀하게 알선하기를 기다려야 할 것이니 이것이 곧 정자시(正子時)이다.

초규(初規)인 자시위에서 호흡을 일으킬 때에는 먼저 문화를 사용하여 인도한 후 그 다음에 무화를 사용하여 급상승시킨다. 다시 또 문과 무를 함께 병용해야 진기가 승장(升長)할 수 있게 된다.

너무 흡을 심하게 해서 극치에까지 이르게 되면 그 때문에 급히 호를 하게 되는데, 그때에 진기는 호를 따라서 아래로 내려가 버리므로 이것이 곧 진양을 죽이는 살처(殺處)가 된다. 이때에는 목화(沐火)로 재양(載養)해야 한다.

진화(進火)한다는 것은 화를 일으켜 진양을 채취하고 이를 독맥을 따라 상승시키는 것을 말한다. 규칙(規則)이라는 것은 건책(乾策) 4×9=36의 식수로서 양 시위에서 쓸모가 있는 것인데, 자(子)에서 사(巳)까지가 육양시가 된다. 여기서 묘시위의 목수(沐數, 36)를 제외하는 것은 건책(216)과 건용(乾用, 180)이 같지 않기 때문이다. 그 나머지의 각 시위에서 36식이 되니 이것이 일규(一規)가 되며, 매번 오를 때마다 36식을 사용한다. 일흡일호를 합하여 일식이라 하는데, 그 흡하고 호하는 진퇴의 사이가 곧 양이 올라가는 생살의 문이 된다.

대개 승하고 퇴하고 정하는 것과 무와 문과 목하는 화후라 하는 것은 선천과 후천을 흡호하는 사이에서 이루어지는 것이다. 승(升)이라는 것은 선천기가 발생하여 왕성할 때에 후천기를 흡하여 선천기가 위로 밀어쳐 올라가게 하는 것으로, 이는 명진양화(明進陽火)라 하며 무화를 사용하여 상승하도록 재촉하는 효과가 있다. 퇴(退)라는 것은 후천기를 극도로 흡입했다가 다시 호(呼)로 돌이키게 되면 선천기가 그 흡하는 것에 따라 밑으로 후퇴하게 되는데, 이를 암퇴음부(暗退陰符)라 하며 문화를 사용하여 선천기를 수섭(收攝)하는 데에 사용한다. 정(停)이라는 것은 선천기가 후천기를 따라서 퇴하는 것을 가리키는 말인데, 신과 의를 사용하여 진기를 수섭해 합정(合停)하게 하는 것이니, 이것이 암정음부(暗停陰符)이며 목(沐)을 하면서 선천기를 양육하는 데에 사용된다.

조 진인(曹眞人)이 말한 위의 문장을 자세히 살펴보건대 시시각각으로 모두 양화와 음부, 그리고 목욕이 있다고 한 것이 바로 이런 의미에서이다.

황홀하다고 하는 것은 현관일규가 꿰뚫어져 노출되는 형상에 대한 말인데, 즉 진기가 생겨 왕성해지면서 빙글빙글 돌며 움직이는 형상이다. 이것이 곧 정자시에 약이 생기는 경상이 도래한 것으로 일양초동한 올바른 소식이다.

그 묘함은 무궁하며 그 즐거움은 비할 곳이 없으니, 『주역』의 건위천 괘의 제2효 효사에서 '이견대인(利見大人)'이라는 군덕지상(君德之象)이다.

마땅히 무화를 일으켜서 진양을 취(吹)하여 몰아붙이고 독맥 속으로 따라 올라가 채취하여 진승하는 것인데, 이것이 정자시이다. 초규에서 기식할 때에는 후천기를 사용하여 진화를 시작한다. 다만 진기의 형용을 관찰해 보면 그 성쇠가 여러 차례 뒤바뀌는데, 이에 잘 대처하는 것이 현묘한 용화가 된다. 즉 선천기가 홍성하고 쇠퇴하는 낌새를 따라서 임기응변을 잘하는 것이 현묘한 용화가 된다. 만약 진기가 왕성해질 때에는 문화를 사용하여 팽양(烹養)하고 나서 다시 무화를 사용하여 밀어쳐 올리지 않으면 진양이 발생했던 기가 제대로 올라가지 못한다. 장차 진기가 쇠퇴해지면 오로지 무화를 사용하여 밀어쳐 올릴 것이며, 문화를 대동하여 조양하지 않으면 당연히 올라가야 할 진양지기가 연속되지 못한다. 혹은 아주 똑똑히 깨어서 오로지 법결을 지켜나가려고 원기(元機)에 신경을 쓰지 않는 것은 또한 법결에 얽매인 노릇이 된다. 그렇게 하면 진기가 저절로 흩어져 버리고 만다.

혹은 승하면서 막히는 곳이 있을 때, 오로지 무화만을 써서 재촉하고 문화를 사용하여 끌어당기지 않으면, 화를 망령되이 사용하는 것이 되므로 역시 진기가 흩어지고 만다. 진양이 상달하는 때에 오로지 무화로써만 불어치고 문화로 팽하지 않으면 진기가 점점 흩어지고 만다. 진양이 아래로 떨어져 내려가는데 오로지 화를 사용하는 것만 알고 있을 뿐 목을 하여 양육할 줄 모른다면 기틀이 저절로 무너지고 만다. 이런 까닭에 기가 왕성한데 막히는 장애를 만나면, 먼저 문화를 사용하여 부드럽게 끌어당기면서 무화를 함께 써서 그 기를 재촉하여 왕성해진 연후에 제자리를 찾아 운행하고 나서, 그때 무화만을 사용하여 불어치면서 기틀이 움직이도록 재촉해야 장성하게 할 수 있다.

만약 기가 왕성하여 순행하고 있으면 무와 문을 겸하여 올라가게 한다. 만약 기가 운행하면서 조화로우면 문을 사용하여 혼자 묵묵히 올라가게 한다. 만약 후천기가 날숨으로 돌아설 때 그냥 방치하면 진양이 추락하게 되는 살처가 된다. 신화(神火)를 빨아들여야 할 때에는 목화(沐火)로 재양한다. 목욕이라 하는 것은 진기가 살(殺)을 만나 그 화기(火機)를 사용해야 할 때이다. 이것이 절처봉생(絶處逢生)하는 지극히 중요한 묘법이다. 내가 이 장을 기술할 때, 묘한 뜻을 밝히고자 오로지 승하는 후에서의 호흡법을 앞서 상세하게 설명했다.

임맥에서부터 퇴부할 때에는 육음시의 규칙이 있다. 각 규마다 24식이 있으며, 일식마다 일호일흡이 있는데, 호와 흡 사이에 생살의 문이 있다. 강진식(降進息)하는 3위의 기틀이 있고, 이때에는 무화, 문화, 욕화(浴火)의 세 가지 불을 사용한다.

진액을 얻게 됨으로 인해서 묘명했다가 움직이기를 기다리는 것이 곧 정오시(正午時)의 초규이며, 여기서 호흡을 일으킨다. 먼저 문화로써 인도했다가 그 후에 무화를 사용하여 내려가도록 재촉한다. 다시 또 문화와 무화를 겸하여 사용해야 진액이 활발하게 내려갈 수 있다.

호를 너무 극치에까지 이르게 하면 그 때문에 급히 흡으로 돌아가는데, 그때 진액은 흡을 따라 올라가버리므로 진음의 살처가 된다. 이때는 욕화(浴火)를 사용하여 복양(覆養)해야 한다.

퇴부라 하는 것은 음부를 일으켜서 진음을 팽련하여 임맥을 따라 하강하게 함을 가리킨다. 여기에서 규칙은 곤책(4×6=24)의 수(數)를 육음시에 사용하는 것을 말한다. 오(午)부터 해(亥)까지가 육음시인데, 유(酉)시위에서 욕(浴)을 하는 수를 제하기 때문에 곤책(144)은 곤용(坤用, 120)과 같지 않다. 그 외의 나머지 다섯 시위에서는 각 시위마다 24식을 행하며, 그 24식을 일규(一規)라 한다. 매번 아래로 내려가는 것을 그 용으로 삼는데 일호일흡하는 것이 일식이 되며 호하고 흡하면서 그 사이가 음이 하강하는 생살의 문이 된다.

하강하여 호흡을 진행하며 무와 문, 그리고 욕(浴)하는 화후가 있으니 이는 선천과 후천의 호흡 사이에 쓰이는 것이다.

강(降)이라는 것은 선천기가 왕성하게 발생하는 때이며, 이때 후천기를 사용하여 내쉬면서 재촉하면 선천기가 하강하게 된다. 이를 명퇴음부(明退陰符)라 한다. 이때 무화를 사용하여 재촉해야 한다.

진(進)이라는 것은 후천기의 호(呼)를 극도로 하여 흡으로 돌아가면 선천기가 후천기의 흡을 따라서 위로 진행하는데, 이렇게 되면 양화가 살며시 위로 올라가게 된다. 이때는 문화를 사용하여 수습해야 한다.

식(息)이라 하는 것은 곧 선천기가 후천기의 진행을 따르므로 들숨에 따라 생겨난 양화를 신(神)과 의(意)를 사용하여 진기를 파열시켜 쉬게 해야 한다. 이를 암식양화(暗息陽火)라 한다. 이때에는 욕을 사용하여 양성(養盛)하면 된다. 앞에 말한 것에 이어 내가 다시 말하겠는데, 호흡마다 모두 진화퇴부목욕이 있다고 한 것이 바로 이를 가리킨 것이다.

묘명(杳冥)이라는 것은 동(動)의 극치에서 다시 정(靜)해지는 진음(眞陰)의 경상인데, 옛말에 이르기를 "황황홀홀(恍恍惚惚)한 가운데 어떤 경상이 나타나며 묘묘명명(杳杳冥冥)한 가운데 정(精)이 생긴다"고 했다. 또 이르기를 황홀한 가운데 어떤 경상을 찾게 되며, 묘명한 속에서 진정(眞精)을 보게 된다고 했다.

진양(眞陽)이 동(動)하면 황홀한 경상이 생겨나며, 진음(眞陰)이 정(靜)하게 되면 묘명한 경상에 빠져들게 된다.

대동(待動)이라는 것은 진음이 정하게 되어 묘명한 때에 문화를 사용하여 온양하면서 동하기를 기다리는 것이며, 또 진음이 만드는 진액이 왕성하게 생겨나기를 기다리며 퇴부를 일으킬 화후를 예리하게 살펴보는 것을 말한다.

옛 성현께서 말하기를 오시의 후에서 일음(一陰)이 생기는데 이는 곧 동(動)이 극에 이르렀다가 다시 정(靜)에 이른다는 뜻이다. 그러므로 문화를 사용하여 온양했다가 정이 극에 이른 데에서 다시 동이 생겨나는 이치이다. 주천하는 12시 중의 시위마다 양동음정(陽動陰靜)하는 후가 있으며, 양이 동하면 무화를 사용하여 승강하도록 불어치며, 음이 정하면 문화를 사용하여 온양하고 목욕한다. 그리하여 후(候)마다 문과 무의 화를 사용하는 것이 그 속에 있다. 무화라는 것은 호흡기로 급하고 무겁게 불어쳐서 채취팽련하는 것이며, 문화라는 것은 호흡기로써 미미하고 가볍게 유도하여 끌어당겨 목욕온양하는 것을 말한다. 문무의 화를 사용하는 경우란 기후(炁候)의 동정과 쇠왕(衰旺)을 관망하여 그에 따라서 활법(活法)을 써야 할 경우, 그에 맞추어 임기응변하되 털끝만한 욕심을 내거나 어긋나거나 아무렇게나 활법을 사용하지 말 것이다.

오로지 문화만 써야 할 때에는 문화를 전용할 것이고, 무화를 써야 할 때에는 무화만 전용할 것이며, 또 문화를 사용치 말아야 할 때에는 문화를 사용해서는 안 되고, 무화를 사용치 말아야 할 때에는 무화를 사용해서는 안 된다. 또한 문과 무를 겸하여 사용해야 할 경우에는 문과 무를 겸해야 할 것이고, 무화에 문화를 끼워서 사용해야 할 때에는 무에 문화를 끼워서 쓴다. 혹 먼저 사용해야 할 것이면 반드시 먼저 할 것이고, 뒤에 사용해야 할 경우에는 반드시 뒤에 할 것이다. 또 느리게 해야 할 경우에는 천천히 해야 하며, 급하게 해야 할 경우에는 빨리 해야 한다. 그 묘용이야말로 이루 헤아릴 수 없을 정도여서 말로는 다 설명하기 어렵다.

모름지기 자성(自性)이 묵묵히 깨달아서 세심하게 생각하여 그 기를 모으도록 하고 자연에 영합하도록 사용하면, 바야흐로 진기가 승강하면서 끊임없이 운행한다.

오 진인(伍眞人)의 말을 생각해 보건대 문유(文柔)한 후에 진승(進升)하고 무강(武剛)한 후에 강퇴(降退)하는데, 문은 지나치게 유하지 않아야 하며 무는 지나치게 강하지 않아야 한다. 강이 변하여 유로 되고 유가 변하여 강이 되며, 승하는 때에 두 기가 서로 떨어지지 않게 하고 강하는 때에는 사시위(四時位)[15]에 능히 순응하게 하라고 했으니, 바로 이 뜻에 부합하는 말이다.

그러므로 화양 선사께서 이르기를 "화후에서 운행할 경우 신과 기도 역시 운행해야 하며, 화후에서 응당 머물러야 할 때에는 신과 기도 역시 머물러 있어야 한다. 또 화후를 일으켜야 할 때에는 신과 기도 역시 일으켜야 할 것이고, 화후가 멈추어야 할 경우에는 신과 기도 역시 멈추어야 한다. 기는 신에 의지하여 운행하고 머무른다. 신이 운행하면 기가 운행하고 신이 머무르면 기도 그에 따라서 머무른다"고 했다.

또 말하기를 "황도(黃道)[16]와 적도(赤道)[17]를 운행할 때 생살(生殺)[18]에서는 머무르고 허(虛) 자리[19]에서는 일으키며 위(危) 자리[20]에

---

15) 여기에서의 사시위(四時位)는 목욕 온양하는 오시와 유시를 제외한 미, 신, 술, 해의 사시위를 말한다.
16) 황도(黃道) : 독맥에는 황도와 적도의 두 갈래 길이 있다. 대주천의 경상에서 대약이 독맥을 타고 상승할 때에는 황도를 사용하고, 소주천에서 소약이 상승할 경우에는 적도로 상승한다. 혹은 황도는 척수 속이고 적도는 척추뼈와 피부 사이로 보기도 한다.
17) 적도(赤道) : 독맥의 중앙은 황도이며 그 양쪽이 적도이다.
18) 생살(生殺) : 목욕하는 묘시위, 유시위를 말한다. 자시위에서는 양이 허하며 오시위에서는 양이 충만한데, 묘시위에 도달했을 때는 양이 충만해지는 낌새, 즉 생기(生機)를 억제해서는 안 된다. 그래서 목(沐)을 해야 한다. 오시위에서 음은 허한데 자에서는 음이 충만하다. 따라서 유시위에 도달하면 음이 충만하려는

서는 멈춘다"고 했다. 이 장의 전반부에서의 주석은 강후의 이치를 설명한 것이고, 후반부의 주석은 승과 강을 함께 설명한 것이다.

자시위에서 처음 채취하는 때에는 반드시 신과 기를 합일시켜 진승해야 한다. 후천기를 흡하여 아래로 내려오면 선천기는 상승한다.

선천기는 후천기에 의지하는데, 후천 호흡기를 흡하면 후천기는 아래로 내려오는 반면 선천기는 반대로 위로 올라가게 된다.

후천기를 들이마셔 그 극점에 달하면 호가 다시 시작되는데, 이때 선천기가 후천기의 호에 따라서 반대로 내려가려는 것을 방지해야 한다.

이것은 선천 진기가 후천 호기를 따라서 반대로 내려가기 때문이다.

이것이 곧 승할 때 내려가는 낌새를 만난다는 것이니, 이때 비밀스런 천기를 사용해야 한다. 호출로 돌이킬 전환기에 이르러서는 안으로 목화(沐火)하는 신기(神機)를 사용하여 선천기를 실어올림으로써 망령되이 아래로 추락하는 낌새를 빨아들여 제자리에 머무르게 해놓아야 한다. 그리고 다시 들숨으로 후천기를 흡하여 불어치면 선천기

낌새 즉 살기(殺機)를 억제해서는 안 된다. 그래서 욕을 해야 한다. 한편 생기를 식(息)이라 하고 살기를 소(消)라 하여 합해서 소식이 되는데, 이것이 곧 진양화 퇴음부의 다른 이름이다.
19) 허(虛) 자리 : 진양이 일어나는 자리 즉 자시위.
20) 위(危) 자리 : 귀근하는 자리로서 해시위. 소주천이 그치는 자리이다.

는 끊임없이 상승하게 된다.

　반드시 매 호흡에서 이같이 행해야 중화된 기를 얻어서 알선하며 상승하는데, 36의 식수가 충족되면 이를 자시 일규에서 적승(積乘)하는 것이 되며, 승하는 후에서의 흡호가 된다. 이것이 자시 1규의 규칙으로 올리는 데 사용하는 방법이며, 매 시위에서 이처럼 해야 한다.

　제2규인 축시위에서 역시 이같이 올리는 방법을 사용하여 36식수를 채우면서 축시 2규를 적승한다. 그런 후에 다시 제3규인 인시위로 올라가게 되는데, 이때도 역시 앞 시위에서처럼 올리는 방법을 사용하여 36식수를 채우고 인시의 3규를 적승하고 나면 제4규인 묘시위로 올라가게 된다. 이곳이 바로 목욕하는 본래의 후인데, 비록 이곳에서는 식수가 없는 규이기는 하나 화부(火符)[21]하는 공은 역시 있다. 다만 진기로 훈증하는 낌새는 있으므로 묵묵히 운행하여 취허로 올리는데, 36식을 허수(虛數)로 합하여 4규인 묘시위를 적승하고 나서 제5규인 진시위로 올라가게 된다. 여기서는 반드시 축시위·인시위에서 하는 호흡법에 의지해야 하는데, 36식수를 채우면서 5규인 진시위를 적승했다가 6규인 사시위로 올라간다. 여기에서도 역시 앞 시위에서의 호흡법에 따라 하며 36식수를 채워 6규인 사시위를 적승하는 것이니 이것이 건양육시(乾陽六時)의 규칙이 된다. 그러면 모두 합하여 180식수를 얻게 되는 것이다.

　여기서 다시 오시위에 올라가서 팽련하게 되는데 반드시 신과 기를 합일시켜 퇴강시켜야 한다. 그러면 후천기가 호출에 따라 위로 올라가서 밖으로 나가면 선천기는 아래로 내려간다.

---

21) 화부(火符) : 진양화 퇴음부의 줄임말.

즉 날숨에 따라 후천기가 위로 올라가는 반면 선천기는 아래로 내려가게 되는 것이다.

그리하여 후천기의 호출이 극치에서 흡으로 다시 돌아갈 때, 후천기의 흡을 따라서 선천기가 거꾸로 상승하려는 것을 방비해야 한다.

선천의 진음이 후천기의 들숨을 따라 도리어 위로 상승하려는 성질이 있기 때문이다.

이런 까닭에 퇴강시에 승을 만난다고 한 말이 있다. 이때 비밀스런 천기(天機)를 사용하여 흡으로 돌아가려는 전환기에서 욕화(浴火)하는 신기(神機)를 은밀히 사용하여 선천기를 덮어 싸서 망령되이 상승하려는 낌새를 막고 그 기를 끌어모아야 한다. 그리하여 날숨을 통해 후천기로 불어침에 따라 선천기는 끊임없이 내려간다. 매 호흡에서 반드시 이와 같이 행하면, 바야흐로 중화된 기를 얻어서 알선하여 아래로 내려간다.

24식수가 충족되면 오시위 일규가 다 채워지는 것이니 강하는 후에서의 호흡이다. 오시위 일규의 규칙이 이러하니 이것이 강할 때 사용하는 방법이다. 매번의 시위에서 이렇게 하여 드디어 제2규인 미시위로 내려가게 되는데, 여기서도 이와 같이 내리는 방법을 사용한다. 24식수가 충족되어 미시 일규가 다 채워지면 다시 제3규인 신시위로 내려간다. 여기서도 앞 시위의 내리는 법을 여전히 사용하여 24식이 충족되면 제3규인 신시위를 다 채우게 되는 것이니, 그 다음에 제4규인 유시위로 내려가게 된다. 여기가 목욕하는 본후인데 비록 식수가 없는 규이기는 하나 부화(符火)22)하는 공은 역시 있다. 다만 진기가 인온(氤氳)23)하는 낌새가 있을 뿐이니 취허하여 내려가도록 묵묵히 운행하면서 24식을 허합(虛合)하여 유시위 4규를 다 채우고 나면 제5규인 술시위로 내려간다. 반드시 미시위·신시위에서의 호흡법을 사용할 것이며, 24식수가 충족되면 술시위 오규가 다 채워져서 이내 제6규인 해시위로 내려가게 되는데, 역시 앞 시위의 방법대로 내려가게 한다. 24식수가 충족되면 해시위 6규가 다 채워지는 것이니 이것이 곤음육시(坤陰六時)의 규칙이다.

전부 합하여 120의 식수가 되며 이리하여 다시 단전의 근원으로 내려가게 된다. 여기서 목욕온양법을 사용하게 되는데, 이것이 곧 윤여가 세(歲)를 채우는 후이며 이것이 주천(周天)하는 모범 이치이다.

여기서 양기가 다시 발동하면 곧 다음날의 자시가 된다.

전부 합쳐서 승강하는 데 300식의 화부가 되며, 셈하지 않은 묘와 유시위에서의 60식의 허수에다가 귀근에서의 윤여를 더하면 주천하는 도수를 모두 채우게 된다.

주천에는 본래 365도(度)가 있다. 그러므로 묘유에서의 60식수와 단전에 귀근해서 온양할 때 5식수의 윤여를 합하면 주천의 도수를 온전히 채운 것이 된다.

양이 동하면 반드시 일주를 하여 하련해야 하는데, 그러면 화가 쉽

---

22) 부화(符火) : 화부와 같은 말. 퇴음부를 강조해서, 부를 앞에 두었다.
23) 인온(氤氳) : 천지의 기운이 온화하고 무성한 모양.

게 충족되며 신속하게 마무리하게 된다.

오 진인이 말하기를 "양기가 동하게 되면 반드시 채취하여 하련하는 일주를 해야 하는데, 낌새가 발동하고 또 다시 동한다고 하는 것은 그 기를 하련하면서 두루 돌게 하고 다시 돌게 한다는 것이다. 발동하면 다시 하련하고, 하련하면 다시 돌게 하고 이같이 돌게 하면서 하련하면 그 화가 쉽게 멈출 수 있게 된다. 만약 주천하면서 하련하지 않으면 그 화를 신속하게 멈추도록 할 수 없다"고 했다.

이같이 주천공을 쌓아가기가 100일이 지나지 않아서 그 정(精)을 누설하지 않게 되고 진기를 돌이킬 수가 있게 된다.

여기서 100일이라 함은 대강 그렇다는 것일 뿐 나이 어린 사람과 공부를 부지런히 하는 사람은 그보다 속히 이룰 수 있다. 늙은이와 공부를 게을리 하는 사람은 이루는 것이 늦다. 그러니 어찌 기일이 꼭 정해져 있다고 하겠는가. 오로지 지화(止火)하는 경계가 있을 때까지 해야 하는 것이 중요하다.

소자허(蕭紫虛)는 말하기를 "화후에서 차질이 생기지 않도록 막을 것이며 몽매하여 혼미에 빠지는 것을 피해야 한다"고 했다.

때가 이르러 약이 생겨도 신이 채취할 때임을 깨닫지 못하면 잘못 지나쳐 버리는 일이 생긴다. 채약하는 후가 있는데도 신이 그 후를 알지 못하면 진기를 주실(走失)하고 만다. 혹은 기화(起火)할 단계가 되어도 방법을 잘 알지 못하거나 여러 차례 혼미하여 잠에 빠져 신이 영명(靈明)하지 못하면 진화(進火)할 단계에 이르러도 진화할 줄 모른다. 또 퇴부할 단계가 되어서도 퇴부를 알지 못하고, 또 진화인 줄 알면서도 일으키고 멈추게 하는 처지를 모르거나, 퇴부인 줄 알면서도 일으키고 멈추는 처지를 모르거나, 목욕할 단계에서 목욕할 줄 모르거나, 귀근할 단계에서 귀근할 줄 모르거나, 황도 적도에서 아득하여 보지 못하거나, 순환하면서 화가 충족하여 망연해지는 경계에 이르러 응당 멈출 줄을 모르고 있거나 하면 모두 조화의 기함(機緘)[24]을 잃어버리고 만다. 이것이 백 일간의 소주천 과정에서 생기는 위험이며, 이러한 위험은 허다하다. 이 모두가 화후에서 차질이 생기기 때문인데, 신과 의가 혼미해진 까닭에 그 차질이 생김을 알지 못하게 되었다.

그러므로 정양옹(正陽翁)이 말하기를 "과연 백 일간의 위험을 방지한다는 것은 바로 앞에 말한 위험을 방지하라는 뜻이다. 위험이 있음을 방지할 줄 알아야 화를 속히 멈추게 할 수 있으며 경계에 속히 도달할 수가 있다. 그러면 곧 대약을 채취하는 후를 반드시 얻을 수 있다"고 했다.

또 정양옹이 말하기를 "단이 익었으면 반드시 화후를 행하지 않아야 한다. 만약 화후를 계속 행하면 단은 손상된다"고 했다.

소자허는 말하기를 "화후를 행하지 않아야 한다는 점은 절대적으로 조심해야 할 일이다. 지족(止足)을 알지 못하면 반드시 위험에 빠진다"고 했다.

자양(紫陽) 진인은 말하기를 "아직 환단(還丹)을 단련하지 못했으면 반드시 속히 단련해야 하며 단련하기를 완료했으면 다시 지족을 알아야 한다. 만약 꽉 차 있는 상태를 유지하고 있는데도 마음에서 아직 흡족하지 못한 것 같으면 하루아침에 위태로운 곤욕을 만나는 일을

---

24) 기함(機緘) : 기틀의 보금자리. 낌새를 담고 있는 현묘한 주머니.

피하지 못한다"고 했다.

또 최공(崔公)의 『입약경(入藥鏡)』에서는 "진기를 받아들이면 좋지만 방해하면 흉하다. 화후가 충족하면 단을 손상하지 않아야 한다"고 했다. 이는 모두 소주천의 조화에 대해 한 말이다.

화가 도달하여 단이 익으면 지화해야 할 시후(時候)이다. 『취허편(翠虛篇)』에서는 "서남로(西南路) 상에 달빛이 밝았으니 대약이 다시 그곳에서 생기는구나"라고 했다.

> 서남은 곧 곤(坤), 즉 지(地)를 말하니 인체에서 단전을 서남이라 비유했다. 달빛이라 하는 것은 진기가 생길 때 나타나는 빛을 비유한 말이다. 눈에서부터 배꼽에 이르기까지 한 길로 모두 허백(虛白)한 빛을 발하게 된다. 이것은 양기가 상달하는 것인데 눈에서 곱게 빛나기가 마치 달빛이 환하게 빛나는 것 같으며, 그렇게 되면 외신(外腎), 즉 양물(陽物)이 마치 마음장상(馬陰藏相)하는 형상이 된다. 이것은 귀두가 오그라들어 발기하지 않게 될 명백한 증거이다. 또 내신(內腎)에서는 빛을 나투면서 땅을 뒤흔드는 정경이 일어나게 되는데 이것은 양광(陽光)이 발현하는 명백한 증거가 된다. 그와는 별도로 밖에서 눈썹 사이에 경상이 생기는데 이현(二現), 삼현(三現)할 때까지 기다린다. 이것이 곧 화가 족하여 지화(止火)해야 할 후이다.

오 진인은 말하기를 "양미간, 즉 명당(明堂)이라 하는데, 이는 양광이 발현하는 곳이다. 확실히 화가 족하여 응당 지화해야 할 징후인 것이다"라고 했다. 양광이 발현할 때를 생각해 보건대 마치 번갯불이 번쩍이는 것 같으며, 허공에서 흰 것이 생겨나 마치 캄캄한 곳에서 침이 번쩍이는 듯하다는 것이 바로 이것이다. 연정(煉精)할 때에 이르러 즉시 일현하는 경상이 있으며, 이때 나타나는 빛은 화가 아직 온전하지 못한 후이므로 음근이 오그라드는 일은 생기지 않는다. 왜냐하면 화후가 부족하기 때문이다. 거듭 양기가 다시 생겨나기를 기다려서 양기가 생겨나면 즉시 주천을 운행하여 채취해야 한다. 지극할 정도로 채취 하련해야 하며, 여러 차례로 돌리고 또 돌려야 한다. 또 계속 고요한 상태에서 기일이 원만히 차도록 해야 하는데 300번 하는 것이 그 한도이다. 마땅히 정(定)에 들어서 진양이 발휘되도록 배양해 나가면 고요히 기다리는 사이에 양광이 이현한다. 또 고요히 입정해 있다가 그것이 극에 달하면 홀연히 미간에서 번갯불이 번쩍하면서 허실생백(虛室生白)한다. 또 캄캄한 데에서 침(針)이 보이는 듯하는데 이것이 양광의 두 번째 나타남이다. 양광이 이미 두 번째로 나타났으면 양기는 기의 근원에서 안정하게 된다.

이 정도에 도달했을 때 양관(陽關)[25]은 이미 닫혀지고 구멍이 없는데도 통할 수가 있으며, 음근은 발기하지 않게 되는데 마치 거북의 머리가 오그라드는 것과 같아진다. 정(精)이 없는데도 화후를 단련할 수 있어서 이것이 충족해지면 마땅히 화후를 멈추어야 한다.

한결같이 발동하는 낌새만 있을 뿐이며 화는 역시 꺼지고 없다. 다만 입정해서 진양을 배양하다가 고요한 데에서 양광이 나타나기를 기다리면 세 번째로 양광이 나타나는데, 허정(虛靜)하고 있다가 그 극치에 다다른 때에 또 홀연히 미간에서 전광이 번쩍하면서 허공에서 흰

---

[25] 양관(陽關) : 양기의 관문. 정낭에서 사정관으로 이어지는 관문을 말한다. 관 내에는 양기, 양정이 있는데, 그것이 한번 관 밖으로 나오면 음정, 탁정이 된다.

것이 생겨나며 캄캄한 데에서 침을 보게 되는데, 이것이 양광삼현의 참된 경계이다.

즉 진양이 덩어리져 모여서 대약이 순전히 굳건해지면 바야흐로 양광이 삼현하는 경계에 도달한다. 그러면 기의 근원 속에서 대약을 채취할 수 있다.

화가 충족해지면 반드시 그 멈추는 후를 알아서 미간에서 그 경상의 징조를 볼 수 있어야 하며 그러면 당연히 저절로 양광이현이 시작된다. 그리하여 삼현에까지 이르면 끝나게 된다.

만약 사현에까지 이르면 진정양기(眞精陽炁)가 밖으로 흘러넘쳐 후천의 유형한 탁정이 되어 버린다. 이는 멈추는 법을 쓰지 않았기에 일어나는 잘못으로서 망령되이 스스로 행화를 지나치게 한 과오이며, 삼현한 때를 알지 못했기 때문이다. 이미 대약을 가지게 되었으면 채취할 수 있다.

약이 산출되는 것에 덧붙여 과정별로 나타나는 경계를 체험하는데, 이것을 노래로 삼아 말하겠다.

여러 사람이 조잡한 말로 비유하여 즐겨 이야기하는데, 이것이 그 증거이다.

허극정독(虛極靜篤)하여 약이 생기기를 기다릴 때 외신이 벌떡 일어서서 움직이는 것이 마치 거북이 대가리를 쭉 펴서 꿈틀거리는 것과 같다네.

이름하여 이를 일양초동(一陽初動)이라 하는데, 회광반조하여 손풍(巽風)을 일으키고 호흡을 왕래하면서 부지런히 채취해야 한다네.

채취했으면 기혈 안으로 귀로시켜서 가두어 두세.

면면히 호흡하면서 화로 속에서 단련하는데 저절로 북 치듯 부채질하듯 하면 호흡마다 귀근하게 된다네.

마치 화롯불에 바람상자의 바람이 몰아치듯 달구어 가면 정이 기로 화하여 운행하게 되누나.

신이 기를 부르면 기가 와서 구멍으로 돌아가리.

구멍 없는 퉁소를 부니 양쪽 입구에서 소리가 난다고 하는 것이 이를 이름일세.

기가 발동하는 곳에 은근히 뜻을 두니 그 기를 빨아들이고 조용히 본궁으로 돌아가게 하세.

기가 발동하면 공을 시행하여 조용하고 편안하게 잠재울 것이며, 강건하게 하련하고 그 맹렬한 불로 팽련하다가 귀두가 수축하게 되면 즉시 지화(止火)하면서 조용히 양육해야 한다네.

그러면 단전이 따스하게 융화해지리.

양기가 만약 밖으로 나가면 신도 따라서 나가버리니 그러므로 그 마음과 뜻을 고요히 하여 혼미에 빠지지 않게 하세.

반드시 한 마음으로 정성을 다할 것이라.

한 터럭의 생각도 일으키지 말 것이며, 한 티끌의 생각으로도 오염시키지 말 것이라.

약이 귀로했으면 반드시 닫아서 양육해야 하며 온양, 목욕, 봉고를 부지런히 해야 하리.

온양은 곧 목욕이며 목욕은 곧 적멸심이라.

봉고를 하게 되면 약이 밖으로 치달려 나가지 않으리.

호흡을 안정시켜 손풍이 안정된 신 속으로 들어가게 하면 요명한 심의가 곤위(坤位)에서 고요히 머무르리라.

다시 약이 생기기를 기다려 뜻을 일으켜 올라가게 하면 외신이 미미하게 동하려는 낌새가 생기는데, 그때에는 절대로 하련 채취하여 운행해서는 안 될 것이라.

환단을 만들어 태를 얻지 못할까 두렵구나.

허극정독하면 참된 것을 생기게 할 수 있으니 외약이 오게 되면 거북이 조금 가려워지면서 마치 밖으로 새어나가려는 형상이 되리라.

반드시 화로에 불을 붙여 바람상자를 열어 젖히고 불로 태워 정이 변화하여 위로 올라가게 할 것이라.

급하게 무화를 사용하여 하작교를 지나게 하고 뜻으로 운반하여 천정(天庭)에까지 끌어올리세.

그리하면 신과 기가 충화(沖和)하여 관문을 통과하는데 머리 속에서 온양하며 문화를 행하세.

양극하면 음이 생하여 상작교를 내려오는데 이때도 거듭 문화를 쓰면 순조롭게 내려가리라.

중단전에서도 여전히 문화로 관조하고 훈증하면서 단이 이루어지도록 안배할 것이라.

다시 약이 한 번 더 오기를 기다려서 전번과 같이 관조하는 공을 시행하여 정이 충만해질 때까지 재차 제조할 것이다.

그리하여 두 눈에 금광이 나타나는 경험을 얻게 되면 소약이 생겨나리니.

한 차례 벼락소리가 울려 진기가 뛰듯이 움직이며, 뒷머리에서 방

울소리가 울리듯 하며 귀에는 바람소리 일어나며 기혈에서는 뜨거운 탕물이 끓어오른다.

따뜻한 기운이 양관의 문에서 밀려나오며 돌아서 단전에 이르렀다가 미려에까지 닿으리.

흩어지면서 왕래하는데 허벅지와 복부에 처음 목욕할 때처럼 따뜻한 기운이 감돌게 되리라.

그러면 노눈(老嫩)이 아닌 제대로 익은 약이 될 것이니 이를 채취하여 주천을 운행하기에 그야말로 적당하리라.

오래오래 내조(內照)하며 운행하되 혼미하지 말 것이라.

운행 주천할 때는 심식상의(心息相依)하게 할 것이라.

너무 빠르거나 너무 느리게 운행해서는 안 되며, 반드시 건구곤육(乾九坤六)의 수를 지켜야 하리라.

진화하고 퇴부하는 것이 그 과정이 되리니 건궁으로 운행시켜 교구하게 하고 다시 아래로 내려가 곤궁에 가서 근원으로 되돌리세.

하거(河車)로 운행을 끝마치면 그대는 다시 잠에 빠진 듯하고 의구하게 위로 솟아올라 천근(天根)26)에 접하누나.

또 단전에서 진기가 발동한다는 말이 있으니 그리 되면 반드시 한 차례 주천을 시키면서 단련해야 하리라.

연정(煉精)하여 부동하는 중에 귀두가 오그라들면 문화로 온양하며 고요히 기다릴 때라.

훈증하면서 고요히 기다리고 있으면 양이 다시 발동하리니 이를

---

26) 천근(天根) : 일반적으로 천근은 하단전 기혈을 말한다. 진양이 발생하는 근원이며 원기가 모이는 곳이다.

주행시키면 다시 광명이 나타나리라.

눈에서부터 배꼽에 이르기까지 허백한 빛이 나타나는데 주천하며 운행하기가 마치 수레바퀴 같으리라.

주천을 운행하지 않으면 화를 멈추기 어렵고 대약마저 생기기 어려우니 공을 다 채우기 어렵도다.

원정이 부동하여 멈추기까지 단련할 것이며, 행주좌와에 일념도 생기지 않게 하며 고요히 기다리고 있으면 양미간의 빛이 번갯불처럼 나타나리라.

두 번째 나타나기를 기다리며 기가 생길 때 조심해서 채취하지 말아야 한다네.

다시 삼현할 때까지 기다려서 부지런히 채취할 것이라.

오로지 중단전을 바라보며 칠 일간을 채취하세.

그러면 하단전에서 영묘(靈苗)가 자연히 생겨나는데 대약이 처음 일어날 때는 그 형체가 구슬 같으리.

또 외신과 내신에 끓는 물이 떨어지듯 뜨거우며 단전에서는 맹렬한 불로 지지는 듯하고 뒷머리에서 벼락소리가 울리면서 바람이 귀 뒤에서 일어나네.

그러면 한 소리 크게 울리며 약이 곧 다가오리라.

이것이 곧 분분한 대약의 징험일세.[27]

하거를 초탈시키는 법을 알고자 하면 다음 장을 상세히 참고하라. 그러면 아주 분명해질 것이다.

---

27) 이상은 약산축절경험가(藥産逐節景驗歌)이다.

대약과관복식도(大藥過關服食圖)

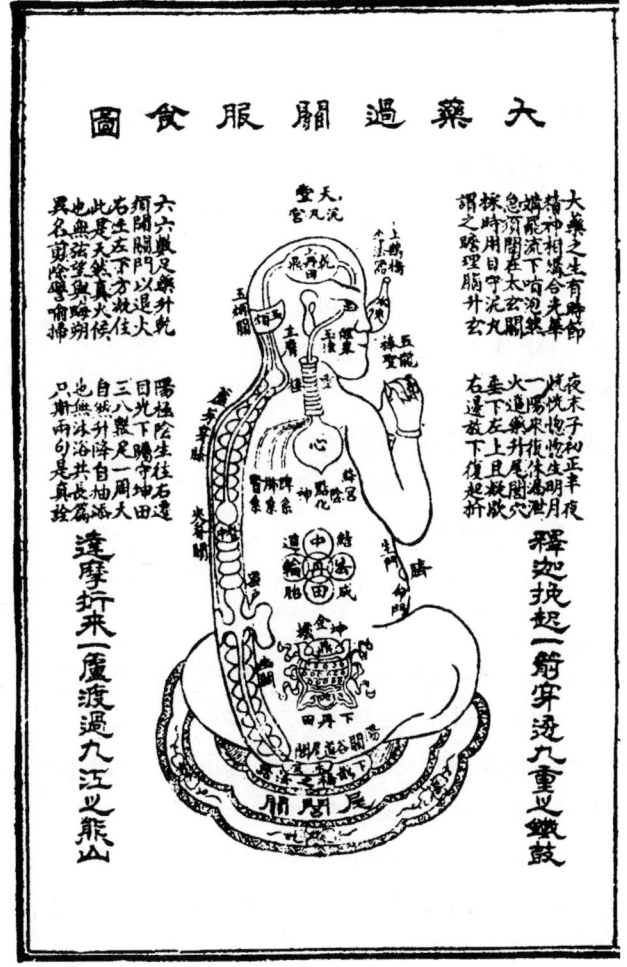

대약과관복식도(大藥過關服食圖)

대약이 생겨나는 데에는 시절이 있으니
늦은 밤 자시 초 한밤중이다.
정과 신이 서로 엉겨붙어 빛 덩어리가 나타나며
황홀한 중에 밝은 달이 나타난다.
교구가 끝나면 거품이 떨어져 내려오며
일양이 다시 와서 누설하지 않게 된다.
급히 태현관을 열 것이며
불이 타서 미려에서 약이 올라오니
채취할 때에는 눈으로 이환을 지켜보아야 한다.
아래로 내려뜨면서 왼쪽 뇌를 응시한다.
우러러보면서 뇌를 다스려 현기가 올라오게 하는 방법이 바로 이것이다.
또 오른쪽으로 내리면서 다시 일으켜 휘어지게 한다.
36수가 채워지면 약이 건으로 올라온다.
양이 극에 이르러 음이 생기면 오른쪽으로 자리를 옮겨간다.
반드시 관문을 열어서 퇴화(退火)해야 하며
목광은 아래로 내려 곤전(坤田)을 지켜본다.
우상좌하(右上左下)하면」서 바야흐로 그냥 응신하고 있는다.
24수를 채우면 일주천이 된다.
이것이 천연의 참된 화후이니
자연스럽게 승강하며 스스로 추첨(抽添)[1]한다.

---

1) 추첨(抽添) : 몸을 움직이지 않으면 기가 안정되는 것을 추(抽)라 하고, 마음이

현(弦), 망(望), 회(晦), 삭(朔)2)도 없으며
목욕마저도 없는 장관이다.
달리 이름하여 전제(剪除)라고 하는데 이는 청소를 비유한 말이다.
이 두 문구가 다름 아닌 진전(眞銓)이 된다.

석가께서 수레를 타고 화살 하나로 구중의 쇠북을 꿰뚫었다 함이라.

달마께서 갈대 하나를 꺾어 구강(九江)의 웅산(熊山)을 건너갔다고 하는 것이다.

안정되어 신이 안정되는 것을 첨(添)이라 한다. 감괘 가운데 있는 양[炁]을 취하여 이괘 중의 음[神]을 보충하는 것을 추연첨홍(抽鉛添汞)이라 한다.
2) 현(弦), 망(望), 회(晦), 삭(朔) : 반달, 보름달, 그믐달, 초생달을 말하는 것으로서 소주천 화부에 있어서 양기의 성쇠를 말한다.

대약과관복식구결(大藥過關服食口訣)

옛날 오 진인께서 왕태화(王太和)에게 전하여 말하기를 "양광이 이러한데 이미 세 번째 양광이 나타날 때는 순양진기가 이미 솥 가운데 응취한 것이 된다. 이에 다만 은밀히 숨어서 나돌아다니지 말고 가만히 7일간 채취하는 공부를 하고 있으면 비로소 솥 안에서 나타나는 것이 있는데, 이는 화주(火珠)가 나타나는 형상이다"라고 했다.

안에서 동요가 일어나며 다시는 밖으로 치달리지 않으므로 진연내약(眞鉛內藥)이라 부른다. 또 금단대약(金丹大藥)이니, 화중금련(火中金蓮)이니, 수리현주(水裏玄珠)라고 부르기도 한다. 그 이름이 비록 여러 가지이기는 하나 진정양기(眞精陽炁)인 것이다.

이는 곧 7일에 다시 생긴다는 뜻이며, 대개 처음 채취한 때에는 호흡의 불이라 하는데 그 불에 내맡겨 가만히 기다리고 있으면 자연스럽게 운행되어 간다. 절대로 의식을 그 불에 두지 않아야 하며 또 의식적으로 불을 몰아치지 않아야 한다. 이는 선천의 순양진기로서 후천진식의 불을 생겨나게 한다. 그래서 불과 약은 같은 뿌리에서 생기는 것이므로 약(藥)이라고 부르며 화(火)라고 부르지 않는다. 불이 그 속에 있기 때문에 현묘한 기능을 가진 불에 부합한다. 이때 불을 사용하면서 입정(入定)해 있어야 하며 모광(眸光)[3]을 사용하여 오로지 그곳만을 비추어 보는 공법을 쓴다. 낮에는 모광을 사용하여 오로지 중단전만 비추어 볼 것이며, 밤에는 모광을 거두어들여서 가만히 머물러 있게 하기를 게을리 하지 않아야 하는데, 이렇게 채취하면 대약이 저절로 생겨난다. 『음부경(陰符經)』에 "낌새가 눈에 있다"고 하는 말이 있는데 그것이 곧 이 뜻이다. 채취하여 대약을 생기게 하는 이치에 대해 네 가지 설명이 있다.

첫째로, 교구(交媾)[4]한 뒤에 생기는 것은 심중(心中)의 원신(元神)으로서 무형한 불이며, 신중(腎中)의 원기(元炁)는 무형한 물에 속한다. 심중의 무형한 신화에다 모광을 사용하여 오로지 상부(상단전)에 응결시켜 보고 있으면 신중의 무형한 수기가 저절로 올라와 위를 훈증하여 원신과 교구하면서 상부와 하부에 간격이 없어진다. 무형한 물과 불이 이미 상부에서 교구했으면 순양진기를 오래도록 쌓아 올라간다. 그러면 자연히 대약을 이루는데, 그 형이 마치 불구슬 같은 것이 하부에서 나타난다. 이는 마치 천지의 기운이 아지랑이가 되어 피어오르면서 만물을 화생하듯이 하는데, 무형한 데에서 유형한 것이 생겨나는 것이 자연의 이치이다. 옛말에 이르기를 "현(玄)과 황(黃)이 그대로 교구가 없는 상태로 있다면 어찌 양이 감하(坎下)에서 나오겠는

---

3) 모광(眸光) : 눈동자의 빛. 목광(目光)과 같은 말.
4) 교구(交媾) : 심신의 기가 서로 연모하고 신식(神識)이 내부에서 안정되는 것을 교구하는데 신(腎)의 기가 신실(神室)에 이르면 호흡이 조금 들어가고 천천히 나오다가 점점 줄어들어 없어지게 된다. 불〔心火〕이 물〔腎炁〕 속으로 들어가는 것인데 수화교구라 한다.

가" 했으니 바로 이 뜻이다.

둘째로, 고삐를 끼워 끌어당긴 뒤에 생긴다고 하는 것은 두 눈의 모광이 신중진의(神中眞意)와 더불어 합쳐지면 모광이 이르는 곳에 진의가 다다른다. 진의는 토(土)에 속하며 이는 중궁(中宮)의 황파(黃婆)가 고삐 끼워 끌어당길 때의 중매인이 되며, 황파가 상부에서 고삐 끼워 끌어당기면 대약이 저절로 서로 이끌려 하부에서 나타난다. 옛말에 이르기를 "중궁의 태식은 황파를 좋아한다"고 했으니 바로 이 뜻이다.

셋째로, 정정(靜定)한 후에 생긴다고 하는 것은 원신이 모광으로 한결같이 지켜봄으로 인해 상부의 본자리로 돌아가 응결하여 안정된 낌새를 얻게 되면 원기 역시 하부의 본자리로 돌아가 응결하여 안정된 낌새를 얻게 된다. 그러므로 신과 기가 다 함께 안정된 낌새를 갖게 된다.

이로부터 원기가 형체를 이루어 안정되고 움직임이 일어나며 안쪽에서 움직임이 있다가 그 안에서 생겨난다. 옛말에 이르기를 움직이지 않고 있는 가운데에서 진연을 채취한다고 했으며, 또 안정되지 못하면 양이 생겨나지 않는다고 했으니 바로 이 뜻이다.

넷째로, 호흡이 안정된 뒤에 생긴다고 하는 것은 저절로 운행하는 후천의 불이 선천의 원신원기와 더불어 매번 안정된 낌새를 얻는 것을 말한다. 대개 선천의 원신지기(元神之炁)[5]는 모광으로 한결같이 비추어 보며 상부의 본자리에서 안정해 있기 때문에 저절로 운행하는 후천의 화가 또한 신과 기가 엎드려 안정한 것으로 인해 하부에 있는

---

5) 원신지기(元神之炁) : 이것은 신과 기가 교구하여 하나로 된 기이다.

기의 근원으로 되돌아간다. 그러면 각자가 귀의할 곳을 가지게 되어 위와 아래로 운행하지 않게 된다. 진식(眞息)이 한번 안정되면 대약은 자연히 생기게 되지만 진식이 안정되지 못하면 대약은 생길 수가 없다. 옛말에 이르기를 "호흡을 안정시켜서 진연(眞鉛)을 채취한다"는 뜻이 바로 이것이다.

위의 네 가지 설명은 모두 모광으로 초섭(招攝)[6]하기 때문에 그렇게 설명한 것이다.

    옛날 구 조사(邱祖師)께서 한 가지 게송으로 전했는데 이는 다음과 같다.

    "금단대약은 구하기 어렵지 않네. 낮에는 중전(中田)을 지켜보고 밤에는 수류(守留)[7]하면 물과 불이 저절로 교합하여 상하의 구별이 없어지네. 뜻이 한 덩이로 뭉쳐 두 눈동자에 머무른다네."

대약이 생길 때의 경상을 반드시 알아두어야 한다. 육근이 먼저 저절로 진동하며 단전이 불로 지지는 듯하고, 두 콩팥이 끓는 물 같아지며, 눈에서는 금광(金光)이 튀어나오고, 귀 뒤에서 바람이 생겨 나오고, 뒷머리에서 독수리 울음소리가 나며, 몸이 솟아오르는 듯하고 코가 당기는 듯해지는데, 이것이 대약을 얻게 되는 경상들이다.

채약한 지 3, 4일 동안에 진의가 안정되어 극에까지 이르기 전에 약을 얻는 여섯 가지 경상이 나타난다. 채약한 지 5, 6일 동안에는 진의가 이미 안정의 극치에 있을 때 화약(火藥)이 자연히 같은 근원에서

---

6) 초섭(招攝) : 불러 거두어들임.
7) 수류(守留) : 머물러 있도록 붙잡아 둠.

생겨난다. 그러므로 대개 7일을 기한으로 한다고 말하고 있다.

　　부처와 종사께서 이르기를 "천녀가 꽃을 바치며 용녀가 구슬을 바친다고 하며 황금 연꽃이 땅에서 솟아오른다"고 했으니 여기에 해당되는 말이다.

　　이미 육근이 진동하는 경상이 있고 나면 마땅히 과관(過關)시켜서 중단전으로 옮겨야 한다. 먼저 약이 돌아다니는 위험한 곳을 잘 알아야 하며 다음으로 육근이 새어나가지 않도록 굳게 지켜야 한다. 대약이 발생했으면 기혈 안에만 동하고 몸 속으로 돌아다니지 않는데 그 기혈의 아래가 곧 미려(尾閭) 부분이다. 그곳에서 길이 네 갈래로 나누어지는데, 첫째로는 위로 심장자리에 통하고, 둘째로는 아래로 곡도로 통하고, 셋째로는 앞으로 양관(陽關)에 통하고, 넷째로는 뒤로 미려에 통한다. 심장과 앞과 뒤의 두 구멍은 실제로는 통하지 않는다. 곡도라는 구멍은 비어 있어 통하고 이곳은 기와 액이 통하는 길이다. 평상시에는 대변이 나가는 곳이다. 미려와 곡도는 하나는 차 있고 하나는 비어 있으니 이를 하작교라 하며, 여기에서 협척과 옥침의 두 관문으로 이어진다.

　　또 코 위의 인당(印堂)이라는 구멍은 그 형체가 실하여 모두 막혀 있으며 호흡이 통하지 않는 곳이다. 코 아래의 구멍은 허하여 통하는데 이는 공기와 콧물이 출입하는 문이다. 호흡이 왕래하는 길인 비공과 인당은 하나는 비어 있고 하나는 차 있기 때문에 상작교라 하며, 이곳이 대약이 과관하는 구멍이다.

　　이로써 막혀 있는 위험한 길에 대한 설명이 명백해졌다. 그러면 위험을 방지하는 공법에 대해 마땅히 알아두어야 할 것이다.

하작교의 곡도는 목좌(木座)8)를 사용하여 막아두어서 신근(身根)9)이 새어나가지 않게 한다. 상작교의 비공은 목협(木夾)10)을 사용하여 굳게 봉해두어야 한다. 그러면 코뿌리에서 새어나가지 않게 된다. 두 눈에서 빛을 나툴 때 이를 잘 덮어 싸서 닫아두어야 하며 밖을 보아서는 안 된다. 그래야 안광을 통해 새어나가지 않는다. 두 귀에서 소리를 응집하여 바깥소리를 듣지 않게 해야 이근(耳根)으로부터 새어나가지 않게 된다. 또 이와 입술은 상하가 서로 합쳐지게 하고, 설저상악(舌抵上齶)11)하여 설근으로 새어나가지 않게 한다. 일념도 생기지 않게 하고 또 한 뜻도 흩어지지 않게 하여 의근(意根)으로 새어나가지 않게 한다. 이것이 육근불루하게 하는 비결이다.

다시 외부를 견고하게 하는 연장이 있는데 반드시 대약이 발생하는 것을 명백히 알아야 한다. 유동하며 활발해지는 낌새가 있는데 입정하여 천강을 중심하여 운행하는 것을 주축으로 하며, 자연스럽게 날아오르려는 기세에 편승하게 할 것이다. 그리하여 심장 부위에까지 올라가 거기에서 저장하지 말고 방향을 바꾸어 하단전 부근으로 내려간다. 그러면 앞으로 양관에 충돌하지만 양관이 이미 막혔으므로 하단전 부근으로 방향을 바꾸어 뒤로 미려에 충돌한다. 미려는 통하지 않으니 미려 부근으로 전향하여 곡도로 향해 재빨리 달아나려 하는

---

8) 목좌(木座) : 만두 모양으로 다듬은 목제 법기로서 항문을 막아서 기가 새어나가지 않게 하는 장치.
9) 신근(身根) : 여기서는 대약을 말함.
10) 목협(木夾) : 나무로 만든 코마개.
11) 설저상악(舌抵上齶) : 혀를 입 천장인 연구개에 갖다 붙임.

데, 곡도는 쉽게 열리므로 법기로 제복하지 않으면 대약이 새어나가고 만다. 그러면 지금까지 쌓은 공을 망치고 만다. 이것이 하작교에서 당하는 위험이다. 옛 성인께서 단이 달아난다고 한 곳이 바로 여기이다. 그러므로 목좌를 반드시 사용해야 하는데, 그 모양은 만두와 같으며 앉아서 불편하지 않도록 솜으로 덮어 싼다. 그리하여 곡도를 막아두면 양관이 비록 막혀 있어도 목좌가 계속 저항하여 버티고 있으므로 그 세력을 위로 솟아오르게 하여 대약이 새어나가지 않게 된다. 이것이 외고(外固)하게 하는 도구이다.

또 내고(內固)하게 하는 비결이 있는데 대개 대약이 이미 미려를 충돌하여 투관하지 못하면 그 세력이 곧 곡도를 따라 아래로 급히 내려가는데, 대약이 겨우 곡도를 향해 급히 치달아 가려 할 때에 즉시 미의(微意)를 사용하여 가볍게 곡도를 수축시켜 막아두는 것이다. 이것이 내고하는 법이다. 그러면 능히 대약을 안전하게 보존하여 달아나지 못하게 할 수 있으며, 곡도를 통해 재빨리 달아나는 일이 없도록 하는 원리가 된다. 또 곡도를 가볍게 수축시킬 필요가 없이 다만 과관하는 정공을 사용하여 행주하는 비밀스런 기틀이 있다. 대약이 미려에 와서 장애를 받아 움직이지 않고 있을 때, 진의(眞意)를 사용하여 이끌어 당기면 단을 잃고 한탄하는 경우를 막을 수 있다.

그리하여 이끌어 당기는 번잡스럽고 급한 절차를 아예 무시하면 제대로 과관하기 어렵다. 그러므로 잘 인도하는 보조 공법이란 것이 있는데, 그것을 사용하면 잘 과관하게 된다. 장애를 만나서 움직이지 않고 있는 사정을 보고 있는 그 순간에 즉시 한 뜻을 사용하여 흩어지지 않게 지키면서 응신부동하며 스스로 움직이기를 기다리고 있어야 한다. 그러면 움직이게 되는데 반드시 스스로 움직이는 것을 본후에 끌어당겨야 한다. 그러므로 먼저 섣불리 끌어당겨 움직이게 해서는 안 된다. 그 대약이 스스로 동하여 관문에 충돌하기를 기다려 보면 관문의 앞에 있는 세 구멍 중에서 가운데 있는 구멍을 통해 올라가는데, 자동 충관하는 본래 낌새에 따라가다 보면 양정(兩情)을 서로 알아보는 미의(微意)가 일어나게 된다. 이때 아주 가볍게 살짝 위로 끌어당기면 자연스럽게 미려를 통과하게 된다. 그러면 묵묵히 부드럽게 운행하면서 자연스럽게 협척에까지 올라간다. 협척관에도 관 앞에 세 개의 구멍이 있는데 골수가 꽉 차 있으므로 방해를 받아 통과하지 못하게 된다. 대약이 장애를 만나 여기서 움직이지 않더라도 한 생각도 일으키지 말아야 하며 또 응신하면서 대약이 스스로 동할 때까지 기다리면서 부동한 채로 있어야 한다. 대약이 저절로 움직이게 되면 그 자동하는 원래의 낌새가 관문을 충돌하려는 낌새에 내맡겨두고 있어야 한다. 그러면 양정을 서로 알아차릴 수 있는 미의가 일어나는데, 이때 아주 가볍게 위로 끌어올리면 자연스럽게 협척을 건너가게 된다.

묵묵한 가운데 부드럽게 운행하게 되면 자연히 옥침에까지 올라가게 된다. 여기에서도 관문 앞에 세 개의 구멍이 있는데 모두 골수로 꽉 차 있어서 통과할 수 없다. 마찬가지로 대약이 장애를 받아 움직이지 않게 된다. 이때에 일념도 생겨나지 않도록 하면서 응신한 가운데 뜻을 움직이지 말 것이며, 대약이 저절로 움직이기를 기다리고 있다가 대약이 자동하는 원래의 낌새를 틈타서 관문을 충돌하려는 낌새에 내맡겨 두면 양정을 알아차리는 미의가 생겨서 가볍게 위로 끌어올린다. 그러면 자연히 옥침을 통과하는데 천천히 부드럽게 위로 올라가게 된다.

그 후부터는 자연스레 정문에까지 곧바로 지나가는데, 이때 앞을 향하여 아래로 끌어당겨서 인당으로 내린다. 인당 역시 골수로 꽉 차 있어서 장애를 받아 통과할 수 없으므로 대약은 비공의 빈 구멍으로 스스로 굴러 움직이게 된다. 만약 목협으로 관문을 잠그는 자물통 역할을 하지 못한다면 이 구멍을 통해 대약이 여러 차례 빠져나가 버리고 만다. 그렇게 되면 지금까지 공들인 것이 허사가 되고 만다. 참으로 통탄할 노릇이 아니겠는가! 이것이 상작교에서의 큰 위험이다. 그러므로 반드시 목협을 사용하여 그 위험을 예방해야 한다. 예방할 수 있는 도구가 있으면 대약은 밖으로 달아나지 않게 된다. 비공에 넣어서 막아두면 인당에서 저지를 받아 움직이지 않게 되는데, 이때 일념도 일어나지 않게 하며 응신하여 부동하고 있으면서 대약이 스스로 움직이기를 기다린다.

그리하여 원래의 낌새를 스스로 따라오게 하면 양정을 서로 알아차리는 미의가 생기는데, 이때 아주 가볍게 아래로 끌어당기면 자연스럽게 인당을 지나가게 된다. 묵묵히 따라가 주면 자연히 중루로 내려가는데, 마치 음식을 먹듯이 신실(神室)로 들어가게 된다. 바야흐로 급속하게 심목(心目)을 대약과 합쳐서 좌선우전(左旋右轉)하기를 36수로 한 뒤에 안정하고 있다가 다시 우선좌전하기를 24수로 한 뒤에 고요하게 있는다. 그러면 성과 명이 중궁에 자리잡고 모여든다. 이것이 도태결성(道胎結成)이라는 것이다.

음중(陰中)의 식신을 점화(點化)하는 것이니 이것이 건곤교구(乾坤交媾)라는 것이다. 중단전, 하단전의 두 단전을 통해 하나로 합하게 하는 것이 조양(照養)이라는 것이다. 이것이 대약과 관복식하는 올바른 공법이며, 또 이것이 대주천 무화후(無火候)의 법률이다.

구장춘 노사(邱老師)가 남긴 게송이 있는데 다음과 같다.

"금단이 상충하여 천강에서 알선하니 어찌 관문과 다리에 막힘이 있으리요. 한 뜻도 생기지 않고 신이 움직이지 않으며 육근이 새어나가지 않도록 끌어당겨 순환하게 할지라."

진실로 옳은 말이다. 부처와 종사가 이르기를 "항상 운행하지도 않으면서 머무르지도 않으며, 또 항상 머무르지도 않으면서 운행하지 않는다"고 했으니 바로 이 뜻이다.

대약을 채취하여 얻어서 복식하는 후에 삼관구규(三關九竅)에서 저지를 받게 되는데 삼관구규가 모두 개통되었으면 그 다음으로 해야 할 일을 반드시 알아두어야 한다. 오로지 원신에 의지하여 중단전, 하단전을 적조하면서 허경한 가운데 서로 떨어지지 않게 하고 있으면 바야흐로 이기(二炁)가 발생하여 운양(運養)된다. 자연히 끊어지지 않고 정로로 통하면서 승강하며 순환하는 것이니 가히 이 불을 알 수 있게 된다. 절대로 의식적으로 끌어당기지 말아야 하며, 그러면 저절로 운행하게 된다. 일이 이렇게 되는 것이다. 불이 있다는 형상을 보지 못하는 가운데 바야흐로 있지도 없지도 않은 문화에 부합하게 되는 것이니 이것이 대주천하는 화후이다.

의식적으로 불을 끌어당기거나 또 그 불에다가 의식을 두거나 해서는 안 된다. 그리하여 신이 이미 적조하여 중단전, 하단전에 머물러 있게 한다. 그러나 의식은 이전(二田)에다 두지 말아야 한다. 이 두 가지를 지켜야 원신에 정체됨과 막힘이 생기는 것을 방비할 수 있다. 이 모두가 크게 원만하게 하는 경지를 상실하지 않게 하는 지혜의 묘용이다.

그러므로 충허 진인(沖虛眞人)이 말하기를 "처음으로 대주천하는 화를 운행함에 있어서 원신이 비록 중전에 거하고 있으나 하전에도 같이 합하게 하여 운행을 겸해서 해야 하니, 이것이 이기(二炁)의 묘용이며 이 모두 이전(二田)의 낙처(落處)12)이다"라고 했다.

그러므로 원신이 중하의 이전을 적조하게끔 하여 서로 혼융하여 허공한 큰 경계를 이루게 된다. 따라서 이기로 하여금 신을 도와 결태하게 하는 것이지 이전에 결태한다는 것과는 별개이다.

이전(二田)이라는 것은 황정(黃庭)과 기혈(炁穴)인데 황정은 중전에 속하고 기혈은 하전에 속한다. 이기(二炁)라 하는 것은 선천기와 후천기를 말하는데, 선천기는 원기이며 후천기는 호흡기이다.

원기는 결태(結胎)하는 근본이며 호흡은 양태(養胎)하는 근원이 된다. 중전은 결태하는 장소이며 하전은 태를 자양하는 기반이다. 그러므로 이전이 허경한 데에서 복식하며 원신이 양명해지도록 배양하는 것이다. 만약 일전만을 외롭게 지키고 있거나 또는 이전에다 의식을 붙이고 있게 되면 원신이 정체되거나 장애를 받아 영활하지 못하게 될 것이니 어찌 대원경(大圓鏡)13)의 지용(智用)을 잃지 않겠는가?

『혜명경』에 이르기를 "사리가 과관하는 묘법은 조용하게 관조하여 부드러움을 용으로 삼는 데에 있다. 혜로(蹊路)14)에서의 위험이 있으니 상하로 치달려서 흩어지는 것을 방지할 것이며, 저절로 동하기를 기다려서 끌어당겨야 하고 부드럽게 보호하면서 운행해야 한다. 또

---

12) 낙처(落處) : 궁극적인 귀착점.
13) 대원경(大圓鏡) : 대원경지(大圓鏡智). 아촉불이 깨달아 증득한 지혜.
14) 혜로(蹊路) : 옆으로 새는 길.

문화로써 훈증하고 이기로써 자양하며 적조하여 함께 닦아나간다. 또 쌍망(雙忘)15)하여 정정(定靜)하면 도태하는 법을 얻을 수가 있다"고 했다.

---

15) 쌍망(雙忘) : 물아양망(物我兩忘).

시월도태도(十月胎道圖)(難魔)

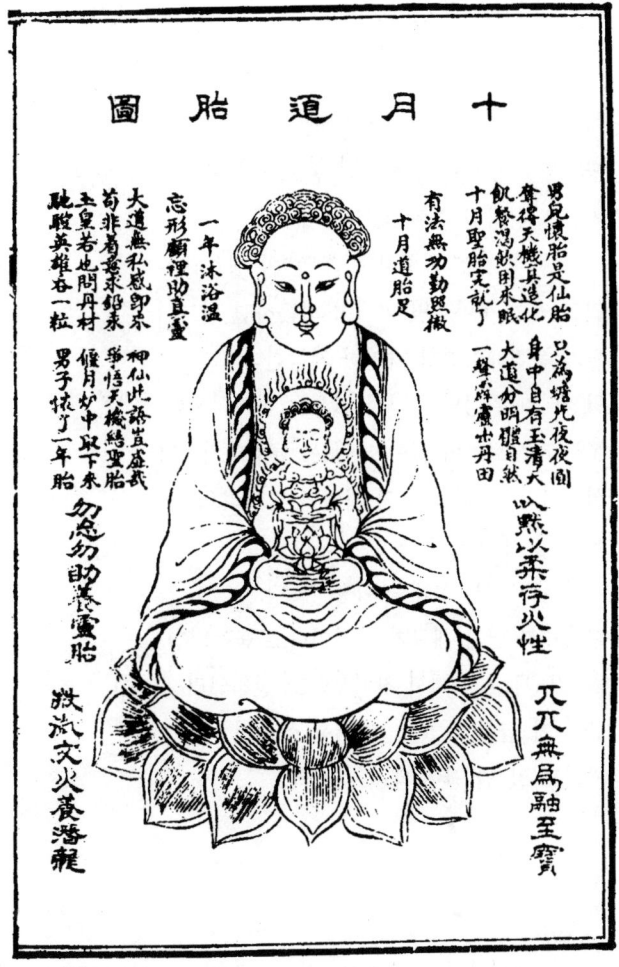

시월도태도(十月道胎圖)

남자가 태를 품는 것은 선태(仙胎)이니
섬광(蟾光)¹⁾이 일어나 밤마다 동그랗게 빛난다.
천기를 탈취하여 참된 조화를 이루니
몸 속에서 저절로 옥청천(玉淸天)²⁾이 생긴다.
주리면 먹고 목마르면 마시며 피곤하면 잠드니
대도가 분명해지면서 자연히 체득한다.
시월성태가 완성되면 뇌성 일성이 튀어나온다.
대도는 사사로움이 없이 느낌은 즉시 다가온다.
신선이라면 이 말을 어찌 가벼이 넘기리요.
어찌 뜻을 세워 연과 홍을 구하지 않겠는가.
천기를 깨달아서 성태를 이룰지로다.
옥황상제가 단의 재료가 무엇이냐고 묻는다면
언월로(偃月爐) 속에서 찾아보라고 말하리라.
영웅된 자 급히 그 한 알갱이를 삼키면
남자라도 일 년 안에 태를 가지리.

---

1) 섬광(蟾光) : 진양의 빛을 말하는데 황금 두꺼비, 즉 금섬(金蟾)이라는 것은 진양의 구멍을 말한다.
2) 옥청천(玉淸天) : 옥청의 하늘이다. 몸 속에는 삼청(三淸)이 있다. 옥청(玉淸)은 원정이고 상청(上淸)은 원기를 뜻하며 태청(太淸)은 원신이다. 사람 몸 속에 이 삼보를 정성껏 수련하면 정과를 쉽게 이루게 된다.

법은 있으나 공은 없게 하여 부지런히 밝게 비추어 가면
형을 잊고 골똘히 몰두하는 중에 진령(眞靈)을 돕는다.

십 개월에 도태가 족해진지고
일 년간 목욕 온양을 한다.

묵묵하고 부드럽게 화성(火性)을 존양하고
물망물조하여 영태를 자양한다.

오롯이 앉아 무위한 가운데 지보를 융합한다.
미미하게 문화를 써서 잠룡(潛龍)을 양육한다.

시월도태구결(十月道胎口訣)

　이미 금단대약을 체득했으면 하거를 거꾸로 운행하여 삼관을 투과하고 신실(神室)로 들어간다. 음신(陰神)을 점화(點化)[3]하면 그 식성(識性)[4]이 자연히 점점 줄어든다. 그러면 신광을 사용하여 적조하면서 잠시라도 떨어지지 않게 한다. 중단전과 하단전에서 허경(虛境)을 이루어놓고 머무르는 곳을 없게 하면 그 양기가 착실히 생겨나서 진의와 상합하여 신실에 모여든다. 원신이 양기의 배양을 받아 서로 달구어지면 곧 신 가운데의 음을 점화할 수 있고, 음신이 항복하게 되면 자연히 염려가 생기지 않게 되며 신 가운데의 양을 배양 보충할 수 있게 된다. 양신의 밝음이 갈수록 더해지면 혼수(昏睡)가 자연스럽게 점차 없어지게 되니, 그러면 신이 기의 제복을 받아 함부로 날뛰지 않게 된다.

　기는 또 신에 의해 응결되어 흩어지지 않고 서로 친하고 연모하기를 마치 자석이 쇠붙이를 잡아당기는 것 같아서 틀어도 떨어지지 않

---

3) 점화(點化) : 종래의 것을 고쳐서 새롭게 만듦.
4) 식성(識性) : 알음알이 성품.

으며, 수은이 납 속에 던져지듯이 자연스럽게 합하여 한 몸이 된다.

  이 하나를 얻으면 진짜를 얻은 것이니 그 합해진 것이 치닫거나 흩어짐이 없어진다. 안은 자제하며 쾌락이 저절로 무궁해진다. 식성이 점차로 닳아 없어지고 진성(眞性)이 점점 영각을 하는 반면 망념은 모조리 끊어지고 정념만이 자존하게 되니, 유교에서 이른 바 진실로 궐중(厥中)에 매달려 있다고 하는 경지이며, 도교에서 수중포일(守中抱一)⁵⁾이라 하는 경지이다. 또 고적(苦寂)하게 무위할 수 없다면 응당 성(性)이 이기만을 구하여 원래 낌새를 운양하여 태신을 배양 보필하게 해야 한다. 원기는 결태의 근본이 되며, 호흡은 양태하는 근원이 되어 원기로써 생활하는 이치를 갖추게 된다.

  호흡은 자양하는 낌새를 가지므로 원래의 낌새가 생겨나는 때에는 이를 잘 부려서 근원으로 돌아가게 해주며, 나의 태가 원만해지도록 도와주게 된다. 호흡이 면면해지면 이를 부려서 솟아오르게 하여 나의 태가 양육받게 하는데, 그러면 심이 호흡을 의지하고 호흡은 또 심을 따르게 되므로 심식상의가 이루어진다. 신과 기는 서로 품고 껴안아서 이치에 맞추어 오고 가게 될 것이니, 있는 듯도 하고 없는 듯도 하며 급하게 서두르지도 않고 제멋대로 방종하지도 않으면서, 자연스러운 것에 귀를 기울이며 자여(自如)한 대로 내맡겨서 호흡이 안정하도록 조정하고 신명을 양육해 나간다. 도태가 처음으로 응결한 때에는 후천의 호흡에 그 근본이 있는 것 같으나, 그 있는 것에 집착하지 않게 된다. 성태가 이미 맺혔으면 뜻이 그 태중에 깃들어 있어 적연부동하며, 마음은 항상 깨어 있고 물망물조하면서 양육하며 물적

---

5) 수중포일(守中抱一) : 오로지 토부에 응결된 성태만을 염하여 지킴.

물조한 가운데 따뜻함을 유지하게 되니 자연히 이기가 인온(氤氳)하여 끊임없이 승강 순환한다.

　중단전과 하단전을 운양함에 있어서 불이 있다는 형상이 나타나 보이지 않으니, 불교에서 이른 바 '부지런하지도 태만하지도 않다'는 것이며 유교에서 이른 바 '있는 듯 없는 듯, 꽉 찬 듯 텅 빈 듯하다'는 것으로, 여기에서 점점 더 깊어지면 진세(塵世)를 벗어나서 적멸에 이르게 된다. 또 유무(有無)의 두 경계에도 미혹되지 않아야 한다. 고요가 극치에 이르면 움직임이 생겨서 태공(太空)한 기가 명당에서부터 나와 중궁으로 돌아가서 나의 합벽하는 낌새를 북 치듯이 움직인다. 그리하여 그 기가 두루 흐르도록 해서 오장육부에 있는 음기를 제거함으로써 순양한 건체(乾體)로 바꾸어 놓게 된다.

　360개의 골절과 팔만 사천 개의 모공들이 두루 통하지 않은 곳이 없으며, 두들겨 쳐서 한 조각으로 만들어 내어 몸뚱이는 저절로 잊어버리고 도태가 자존하여 혼혼묵묵하고 아득해서 한 덩어리가 되면, 신은 기의 한가운데로 들어가며 기는 신의 밖을 덮어 싸게 된다. 이것이 곧 나의 허무적멸하는 성(性)으로서, 아지랑이처럼 피어오르는 서기(瑞氣) 가운데에 그 성이 거하게 된다.

　밖으로는 온 몸에 양광이 나타나며 안으로는 한 줄기의 천연한 불성이 있어서 형도 없고 상도 없으며 안도 없고 밖도 없게 되니, 이리하여 성(性)은 아주 명랑해져서 마치 가을밤의 달처럼 밝아지며, 명(命)은 밝고 온화해져서 마치 훈증하여 술 취한 것 같아진다. 그 골육은 목욕하는 것 같으며 심성은 마치 태공(太空) 같아서 저절로 통달하게 되며, 육근이 안정되고 팔식은 고요히 비추이게 되어 오온(五蘊)[6]을 모두 텅 비게 한다. 비록 운양순환하는 원래 낌새가 나타나기는 하나 진성은 매우 안연해진다.

『성명규지(性命圭旨)』에 이르기를 영아(嬰兒)가 이미 고요한 방에 연좌(宴坐)하여 도량에 안주하면 반드시 그윽하게 감추어 덮어둬야 하며, 묵묵히 말을 하지 않고 지키면서 처음에는 곤모(坤母)에 의지하여 황아(黃芽)7)를 양육한다. 그러한 후 잇따라서 천지를 끌어모아 뜻을 내어 젖을 먹이면, 이쪽에서 느끼는 것을 저쪽에서 반응하게 된다. 가까이에서 발동해도 멀리까지 보이며, 그 가운데에서 저절로 호흡이 있게 되고 저절로 열리고 닫히며, 저절로 동정이 있게 되고 자유자재하기를, 마치 신선이 어느 곳에나 걸림 없이 소요하는 것같이 하며, 또 여래께서 적멸의 바다에서 선정에 드는 것과 같이 한다.

이미 이같이 크게 안락한 경지에 이르면 거듭 관원(關元)8)을 은밀히 지켜보면서 밖에서 맺은 인연으로 안을 침범하는 육진마적(六塵魔賊)을 막아야 하며, 안에서 맺혀지는 번뇌의 간신이 난동을 피우지 못하도록 해야 한다. 앉아 있든지 누워 있든지 항상 밝고 깨끗한 공을 시행해야 하며, 때로는 멈추고 때로는 운행하면서 꾸준히 지탱해 나가는 힘을 널리 펴나가면 육문(六門)이 새지 않게 된다. 그러면 그 한 길이 항상 통하여 진체(眞體)가 여여(如如)하게 되어 단의 기반이 영구히 굳건하게 된다. 아침저녁으로 이같이 보호하여 막아나가면서 어느 때나 가릴 것 없이 보수(保守)하기를, 마치 용이 여의주를 기르듯이, 어머니가 아이를 양육하듯이 하여 잠시라도 망각하거나 찰나라도 실조(失照)함이 없어야 한다. 종리권 조사가 말하기를 "어린아

---

6) 오온(五蘊) : 색(色), 수(受), 상(想), 행(行), 식(識)을 말하며 식성의 모든 작용을 통칭한다.
7) 황아(黃芽) : 대약이 처음 생겨나는 경상에서 신과 기가 처음 연성된 진기진연을 황아라 한다.
8) 관원(關元) : 원기의 관문, 배꼽 아래 삼촌 자리로서 정이 생기는 곳.

이가 아직 어른이 되기 전에는 곤모가 양육해 주는 은혜를 힘입게 되는 것이니, 이는 무위자재(無爲自在)하는 마음으로 더욱 진실하게 온양보전해야 한다"고 했다. 이청암(李淸庵)은 이르기를 "단은 단련하고 또 단련하다가 단련하지 않는 가운데 이르러서 얻으며, 도는 유위하고 또 유위하다가 무위에 이르렀을 때 이룬다. 생각과 인연을 끊어버리는 데에서 조기(祖炁)를 조정하고, 듣고 보는 것을 잊어버린 상태에서 영아를 키워 나가야 한다"고 했다. 여조께서는 말하기를 "배 안에서 영아가 이미 다 자랐으면 시장거리에 살면서 잠시 놀고 싶은 생각이 들 것이며, 또 끝없이 크고 굳센 경계를 가리켜 말하며, 백운이 깊은 곳으로 들어가 다닌다. 무릇 영아를 온양하여 신선이 되는 큰일을 도모함에 있어서 만약 양육하다가 조절을 잘못하면 영아가 껍질을 버리고 나오는 이변이 있게 되는데, 이때 착실하게 막아서 경솔하게 제멋대로 나오지 않게 해야 할 것이다. 만약 한 번이라도 나와서 미혹에 빠지면 집을 잃어버리고 다시 돌아오지 않게 된다"고 했다.

백옥섬(白玉蟾) 조사는 말하기를 "신중하고 단정하게 낚시질을 해야 가을 대나무 껍질마디를 쪼개는 탄식이 생기지 않을 것이다"라고 했다. 또 상양자(上陽子)는 다음과 같이 말했다.

"이미 칠반구환(七返九還)[9]했으면 이 장의 목금삼오일(木金三五一)[10]에서 기가 온전해지고 신이 건장해져서 태를 바꿀 때 영아를 잘 비추어 보호하여 멀리 나다니는 것을 멈추게 하는 것이 방호(防

---

9) 칠반구환(七返九還) : 신화를 단련하여 하단전으로 돌아가게 하는 것이 칠반이고, 또 하단전 기를 상단전으로 올리는 것이 구환이다. 일반적으로 임맥으로 내리고 독맥으로 내리는 법이다.

10) 목금삼오일(木金三五一) : 금정(金情) 4는 수정(水精) 1과 합하여 5가 되고, 의토(意土)는 그대로 5이고 목성(木性) 3과 화신(火神) 2가 합치면 5가 된다. 그리하여 세 가지 5가 하나로 합친다는 말이다. 여기서 일(一)이란 기를 말한다.

護)의 비결이다."

또 『참동계(參同契)』에는 이렇게 나와 있다.

"밀고삼요위긴(密固三要爲緊)이라는 것이 있는데, 이는 곧 이(耳)・목구(耳目口)의 삼보를 폐색하여 발통하지 않게 하는 것이 긴요한 일이다. 진인은 깊은 연못에 빠져들어 떠돌아다니면서 규중(規中)을 지킨다."

그 방법은 이러하다. 눈으로 눈을 보고, 귀로 귀를 듣고, 코로 코를 조절하면서, 입으로 입을 봉합하면서 깊이 빠져서 숨어들고 날아서 뛰어오른다. 정일심(正一心)한 데에서 머무르면 밖으로는 소리, 색, 맛, 냄새에 이끌리지 않고 안으로는 아무런 뜻이 없어서 견고하게 된다. 그러면 자연히 방촌(方寸)11)이 허명(虛明)해지고, 만 가지 인연이 맑고 적연해지며, 내 본래의 발가벗은 아이가 태어난다. 그지없이 기쁘고 즐거우며 그런 가운데 편안해진다. 비록 밖으로 삼요가 확고해지더라도 안으로 삼해(三害)가 남아 있게 되는데, 삼해란 사념(邪念), 번뇌(煩惱), 진에(瞋恚)를 가리킨다. 도각(道覺) 선생은 말하기를 "계(戒)・정(定)・혜(慧)를 수련하려면 진(瞋)・탐(貪)・치(癡)를 끊어야 하는데, 탐・치는 쉽게 제거할 수 있으나 원망하고 성내는 마음인 진(瞋)에만은 항복하기 어렵다. 진에(瞋恚)할 때에 화가 한 차례 일어나면 그 태진(胎眞)은 마치 달리는 말처럼 달아나 버리므로 곧바로 불이 꺼지고 연기가 사라지기를 기다려야 한다. 그리해야 겨우 본래의 집으로 되돌아가게 되는 것이다. 분노의 불을 징벌하지 못하면 반드시 까마득히 멀어지는 우환이 생긴다. 물이 잘 흐르게 하면 시냇물이 썩는 재앙은 사라진다. 한 생각이라도 진에가 일어나면 한꺼번에 만

---

11) 방촌(方寸) : 사람 마음 즉 인심이 방촌이다. 촌(寸)은 주역의 이괘(☲)를 상징한다. 천심(天心)은 방장(方丈)이라 하며 방장은 곧 선천이다. 방촌은 후천인데 방촌 속에 생각이 깊이 잠겨 있다. 따라서 생각이 일어나는 그 자리이다.

가지 장애의 문에 들어가게 된다"고 했다. 이에 진에를 제거할 방법이 필요하게 되는데, 노자는 말하기를 '손(損)'이라 했다. 한편 『주역』에서는 이를 두고 '징분(懲忿)하라' 했으며 세존은 '각조(覺照)하라' 했다.

묘보사(妙普師)는 말하기를 "진화(瞋火)[12]가 일어난 때에 나는 각조할 따름이다. 마치 끓는 물이 얼음을 녹여 없애듯 드디어 분별이 없어진다. 진화란 것이 실제로 체를 가진 것이 아니며 모두 무명(無名)한 데에서 오는 것이다"라고 했다. 그러므로 자연의 지혜를 구해서 무명의 껍질을 깨뜨려 버리면 무명한 것이 변하여 지혜의 횃불이 되며 진화가 변하여 마음의 등불이 되므로 분노의 독이 사라지는 것이며, 팔만 사천 가지 번뇌 역시 모두 사라져 버린다. 대개 그 사념이라 하는 것은 유(有)도 생각하고 무(無)도 생각하며 선(善)도 생각하고 악(惡)도 생각하는 것인데, 이 모두가 다 사(邪)된 생각이다. 유무 선악 등을 생각하지 않는 것이 정념(正念)이다. 『불경』에서 말하기를 "선남자여, 우리가 무념법(無念法) 중에 머무르고 있으니 이 같은 금색(金色)을 띠게 되었는데, 32상(相)이 대광명을 나투어 어느 세계든지 빠짐없이 비추어 준다"고 했다. 이지재(李之才)가 말하기를 "천리(天理)를 생각하면 명월이 하늘에 걸려 있게 되고, 인욕(人欲)을 생각하면 뜬구름이 태양을 가린 듯해진다"고 했다. 또 천은자(天隱子)는 말하기를 "어둡지도 않고 듣지도 않으며, 각성한 상태에 있으며 아무 사념이 없으면 선태를 기른다"고 했다. 『상서(尚書)』에서 이르기를 "오로지 생각을 없애는 데에서만 성인을 이룬다"고 했다.

다만 고요의 극치에 빠져 있다고 볼 때 갑자기 한 개의 바퀴같이

---

[12] 진화(瞋火) : 분노의 불길.

둥근 달이 공중에 걸려 있음을 느끼게 된다.

달이 단전에서 솟아올라 눈앞에 나타나 보인다.

뜻을 사용하여 거두어들여 머물러 있게 한 다음에는 홀연히 한 개의 바퀴같이 둥글고 붉은 태양이 솟아올라 달 가운데로 들어간다.

이를 일월병합(日月竝合)13)이라 한다.

또 법을 사용하여 거두어들이고 중궁에다 간직하여 정정(定靜)한 가운데 적멸(寂滅)을 익혀야 한다.

일념도 생기지 않게 한다.

있는 듯 없는 듯해진 상태에서 다시 혼연(渾然)한 데로 돌아간다.

이를 진성허공(眞性虛空)이라 한다.

이것이 바로 무위(無爲)이다.

허공이 지극해진 상태이다.

대도는 본래 무궁하여 고요의 극치에서 움직임이 생겨나서 한 물건이 나타나는 그 위에 도태와 합하게 되는 것이니, 그러면 법륜이 거듭 굴러간다.

---

13) 일월병합(日月竝合) : 일월합벽과 같은 말.

만물이 극치에 달하면 다시 제자리로 돌아간다. 대도 역시 그러하니, 고요의 극치에서 움직이는 낌새가 생겨나며 한 개의 점같이 순양한 물건이 용천(湧泉)에서 스스로 중궁(中宮)으로 올라가는데, 이것이 도태와 합하여 하나가 되면 스스로 아래로 굴러내려 가서 미려를 경유하여 정수리에 올라갔다가 다시 중궁에까지 내려가게 되는데, 이것이 태를 돕는 지극한 보배이다. 그러므로 당연히 거듭 굴린다고 하는 것이다.

고요하고 또 고요하며 적멸하고 또 적멸한다.

손에 맥이 나타나지 않으며 코로 공기가 나가지 않는다.

입정을 지켜나가는 가운데 3, 4개월이 지나면 이기가 원신의 적조를 받고 배꼽 안에서 움직이는 낌새가 생기게 되는데, 그 낌새가 아주 미약하다. 원신이 이기의 배육을 받게 되면 원래의 낌새가 안정해져서 어떤 징험을 얻게 되는데, 이것이 곧 진공(眞空)이다.

입정을 지켜나간 지 5, 6개월이 지나면, 태식(胎息)[14]은 신과 기의 조양(照養)을 받아서 기가 점점 충만해지며 먹는 습성이 완연히 끊어진다. 신과 기에 태식이 점점 주입되면 양기가 점점 밝아져서 잠자는 습성이 완전히 끊어진다.

입정을 지켜나간 지 7, 8개월이 지나면, 신과 기의 조양을 원만히 받아서 태신(胎神)이 충족해지고 성(性)이 혼침하거나 잠들지 않게 되며 심(心)이 생멸하지 않고 지혜가 점점 밝아지며 적조하는 원신만이

---

14) 태식(胎息) : 신을 기혈에 간직하는 것이 태(胎)요, 기가 기혈에 이르는 것을 식(息)이라 한다. 공부가 태식에까지 이르면 들어가고 나가는 것이 없고 영원히 보통 호흡이 없어진다.

홀로 남아서 선태를 주재한다.

또 입정을 지켜나간 지 9, 10월 간이면 원신이 적조한 지가 오래되었으므로 이기가 모두 안정해져서 백맥(百脉)이 모두 멈춰지고 태는 순양을 완전히 갖추게 된다. 그리하여 신은 대정(大定)한 데로 돌아가며, 이같이 안정한 상태에서 능히 혜(慧)가 생겨나게 되고 스스로 육통(六通)하는 효험을 갖게 된다.

중희조언(衆喜粗言)에 말하기를 "처음으로 입정에 들 때 태신을 기르게 되는데, 화후(火候)로 기를 달구어 태의 형을 이루는데 신이 미미하게 태를 이루면 영아가 된다. 여기서는 화후를 꺼리는데 참으로 행하기 어렵다. 미미하게 가지고 미미하게 머물러서 참으로 아무 것도 없는 상태가 되어야 한다. 이기(二炁)가 장차 안정해져서 허령하게 되도록 입정을 지켜나간 지 3개월이 되면, 이기(二氣)가 미미해지고 배꼽부분에서만 미미하게 은은히 움직임이 있을 뿐이다. 4, 5개월이 되면 이기가 안정해져서 식성(食性)이 이미 끊어지므로 배고픔을 느끼지 않으며 원신 혼자만 남아 있어서 태를 적조하게 된다. 사람과 법까지 다 잊은 상태에서 장차 형체마저 잊어버린다. 지켜나간 지 6, 7개월이면 생멸까지도 없어지며 혼수(昏睡)하는 것마저 모조리 없어지는데, 안으로는 신이 충족한 상태에 있다. 지켜나간 지 8, 9개월이 되면 백맥이 멈추어 버린다. 또 지켜나간 지 10개월이 되면 태가 원만하게 찬다. 시월공부가 온화한 가운데 입정을 지켜나가면서 낮이나 밤이나 쉬지 않고 중전을 조양(照養)하면, 신이 대정에 돌아가서 그 정(定)에서 혜가 생기며 육통을 얻어서 모든 것을 훤히 밝게 알 수가 있게 된다. 10개월이 되어 태가 온전해지면 신이 출(出)하는 경계가 된다. 중단전에서부터 상단전의 문에까지 도달하는데 곤모(坤母)는 조심스럽게 삼가면서 조고(照顧)해야 한다.

육대신통이 되더라도 겉으로 내놓고 행하지 말아야 한다. 바짝 긴장해서 정의를 다해 지키면서 모니보주(牟尼寶珠)를 키워나가야 한다. 오래오래 있으면 태가 충족해져서 눈꽃송이가 펄펄 휘날린다. 약존약망(若存若忘)15)하여 밤낮으로 입정을 지키고 있다가 존과 망 두 가지마저 무형한 상태로 되고, 있는 것도 아니면서 아주 없는 것도 아니며 원래 없지도 않고, 공하면서도 공하지 않게 되면 여래의 참모습이 된다. 만약 호리만큼의 생각이나 의식이 일어나고 음(陰)이 아직도 남아 있어서 맑아지지 못한 데다 터럭만큼의 잡념이 일어나면 아직 순양(純陽)이 되지 못했으므로 신(神)이 출현하지 못하게 된다. 만약에 기가 부족하면 음식을 끊기가 어렵게 되며, 따라서 아직도 남아 있는 음기의 뿌리를 절단하지 못하게 된다. 또한 만약에 코와 입에 한 푼의 기라도 남아 있으면 그것이 또 한 푼의 음을 몸 속에 남겨두는 결과가 된다. 사람에게 한 푼의 양이라도 남아 있으면 죽지 않게 된다.

부처라 할지라도 한 푼의 음이 있으면 성불할 수 없다. 곧바로 혼침하는 의식이 모조리 끊어지기를 기다릴 것이며, 산란하여 염려하는 것이 조금도 없어져야 된다"고 했다. 이때가 바로 순양한 태신의 열매가 충족된 단계이다. 그리해서야 시월도태공을 끝마칠 수 있다.

또 이르기를 이기가 모두 안정하여 오로지 신(神)만이 있음을 알게 되므로 이를 공불공(空不空)이라 하고 여래장(如來藏)이라 한다 하였다. 완연하게 공(空)과 같이 되었을 때가 이르렀다고 생각하면 이는 단견(斷見)에 떨어진 것이다. 또 그러므로 공한 것 같으면서도 공하지

---

15) 약존약망(若存若忘) : 모든 것을 잊은 듯이 그러나 잊지 않는 상태. 물망물조와 같은 뜻.

않은 상태, 이것이 항상 적조(寂照)하는 상태이다. 불공한 상태에 처했을 때도 스스로 불공하다고 생각하면 이 또한 장견(長見)에 빠진다. 그러므로 불공(不空)하면서 공한 듯한 상태가 올바르게 항상 적조하는 상태이다.

한 차례 대정한 데에까지 도달하여 혼연히 합일하면 신경(神景)이 나타나서 자연히 내게 다가온다. 이를 불종께서 말하기를 "초선(初禪)에서 생각이 멈추게 되고, 이선(二禪)에서 호흡이 멈추게 되며, 삼선(三禪)에서는 백맥(百脈)이 멈추게 되고, 사선(四禪)에서는 멸진에 머무른다"고 했으니 바로 이 뜻이다. 또 이르기를 육통(六通)이라 함은, 첫째는 누진통(漏盡通)인데 이는 앞장에서 말한 명을 닦는 공부로서 소주천을 운행하여 금단을 연성하고 후삼관을 통과했다가 이를 받아들여서 가슴에다 삼켜 도태를 결성하고 불성을 원만하게 수련하면, 변화신통하는 법을 얻게 된다. 그러한 후에야 비로소 육통이라는 증과(證果)를 얻게 된다.

  이것이 누진통이다.

두 번째는 천안통(天眼通)인데 능히 천상의 일을 볼 수 있는 것이며, 세 번째는 천이통(天耳通)으로서 능히 천상의 언어를 들을 수 있게 되며, 네 번째는 숙명통(宿命通)으로서 능히 전세(前世)의 인과를 밝히 알 수 있게 되며, 다섯 번째는 타심통(他心通)으로서 능히 미래의 일을 알 수 있게 된다. 그리고 유독 여섯 번째 신경통(神境通)만은 식신으로써 용사(用事)하는 것을 가장 좋아하는 것인데, 만약 심군(心君)을 보전하여 항복받지 못하면 곧바로 식신으로 떨어져 버린다. 수련하여 증과 보기를 좋아하게 되면 마음에 마귀가 들어가기 쉬우며, 혹은 사람의 화복을 말하기 좋아하고, 혹은 미래의 일에 대한 조짐이나 낌새를 알아내기를 좋아하게 되어 발꿈치를 굴려 돌아다니지 않아도 그 화액(禍厄)이 저절로 다가온다.

그러므로 혜성(慧性)을 절대로 꺼려야 할 것이며 또 이를 써먹지도 말아야 한다. 반드시 한 번 더 목욕하여 마음을 깨끗하게 씻어내면 능히 그 알음알이를 전환하여 그 지혜로 바꿀 수 있으며 비로소 태가 원성해짐을 인정할 수 있게 된다. 옛말에 이르기를 "삼만 겁 중에 조금도 끊어지지 않고 행행좌좌(行行坐坐)하기를 분명하게 한 까닭에 10개월간의 양태(養胎)를 명료하게 해서 면밀하게 적조공부를 하게 된다"고 했다. 대개 면밀하게 적조공부를 행한다는 것은 목욕하는 방법을 사용한다는 뜻이다. 옛말에 그랬듯이 "일 년간 목욕하면서 위험을 방지하고 심념이 안정되지 못하면 양이 순전해지지 않게 되고, 뜻에다 신경을 써서 고요해지지 못하면 음이 다 없어지지 않게 되므로 마땅히 세심척려(洗心滌慮)할 줄 알아야 바르게 항상 적조하게 되는데, 이것이 목욕할 때 지켜야 할 으뜸가는 일이다"라고 했다.

이기를 얻어 부동하게 하는 것이 곧 올바른 적조이며 이것이 목욕하는 올바른 공부이다. 반드시 이기를 훈증하는 법을 알아야 할 것이니 그리하자면 면밀해야 한다. 이것이 목욕의 대의이다.

인온하여 화창함을 인식하고도 묵묵하여 가만히 있는 것이 곧 올바로 면밀하는 방법이다. 이것이 목욕의 선기(仙機)이다.

밖으로는 손에 육맥(六脈)[16]이 없어지고 코로는 미미한 호흡마저도

---

16) 육맥(六脈) : 심장, 간장, 신장, 폐장, 비장, 명문의 맥, 또는 태음・소음・궐음,

일어나지 않으며, 안으로는 마음에 전혀 허망함이 없고 성에 생멸이 없으므로 불성이 융융하여 마치 아침에 해가 솟아오르는 것과 같아지며 혜광이 밝게 빛나기가 마치 둥근 달 같으니, 이것이 올바른 진공무위(眞空無爲)한 경계이다. 선정삼매(禪定三昧)의 즐거움이 이러한데, 육조께서 말하기를 "선심(禪心)은 무상(無想)하며 선성(禪性)은 무생(無生)하다" 했으니 바로 이 뜻에 부합하는 말이다. 여래불(如來佛)께서 말하기를 "연등기(燃燈記)17)를 받지 않은 것이 분명한데도 저절로 고금에 신령한 빛이 밝게 빛난다"고 했다.

　　　이는 곧 일성(一性)이 원명(圓明)하여 물욕에 더럽히지 않게 된다고 하는 것이다.

그리하여 태가 원만해지고 기가 충족해지면 눈꽃송이가 휘날리게 된다. 적무(寂無) 선사께서 말하기를 "태가 원만해지면 눈꽃송이가 휘날리며 생각이 움직이는 대로 공중에 바람이 일어나는 현상이 정수리 위에 펼쳐진다"고 했다. 『화엄경』에서 이르기를 "세존께서는 백호상(白毫相) 가운데에서부터 대광명을 나투셨으니 이를 가리켜서 여래출현이라 부른다"고 했다.

　　　백광을 나투었다고도 하고 금광을 나투었다고도 했다.

이것이야말로 출정(出定)할 경계가 이르렀다고 하는 것으로서 신을

　　태양·소양·양명의 여섯 맥.
17) 연등기(燃燈記) : 석가모니 부처가 전생에 연등불이라는 부처에게 후세에 성불할 것이라는 약속을 받았음을 말함.

조절하여 껍질을 깨고 나오게 된다.

도태하는 여섯 가지 비결을 첨가하여 설명하겠다.

첫째, 응결성태결(凝結聖胎訣)이 있는데, 오기조원(五氣朝元)[18]하여 영대(靈臺)[19]에 모이면 선천의 종자가 이미 반쯤 키워졌다고 할 수 있다. 마치 바보가 된 듯, 술에 취한 듯, 깊은 잠에 빠진 듯하며 황홀 묘명해진 상태에서 성태를 결성하게 된다.

둘째, 온양성태결(溫養聖胎訣)에서는 전일하게 하기를 마치 닭이 알을 품듯이 하고, 지극한 정성을 다하기를 마치 진주조개가 진주를 머금듯이 하며, 때때로 고요한 가운데에서 허령한 구멍을 지켜보면서 화로 속에서 물과 불이 고립되는 일이 없게 한다고 했다.

셋째, 방위려험결(防危慮險訣)에서는 양기가 아직 순전하지 않았으면 위험이 남아 있으므로 남아 있는 음이 완전히 없어지지 않았으면 반드시 그 음이 유발하는 위험을 방비해야 하며, 후천의 찌꺼기 같은 탁질이 소화(消化)되어야 태의 근원을 보존하여 훼손됨을 막을 수 있다고 했다.

넷째, 시월태원결(十月胎圓訣)에 의하면 시월공부에서 태가 비로소 원만해지기 시작하는데, 후천이 모조리 바뀌어 선천이 되어 버리며 지극히 청정하여 따로 잡물이 전혀 없어지며 공도 아니고 색도 아니게 되어 하나같이 자연으로 돌아가게 된다고 했다.

다섯째, 대시탈태결(待時脫胎訣)에 의하면, 탈화(脫化)하여 원래의

---

18) 오기조원(五氣朝元) : 몸이 부동하면 수조원(水朝元)이고, 심(心)이 부동하면 화조원(火朝元), 성(性)이 적연하여 혼(魂)이 저장되면 목조원(木朝元), 정(情)을 잊고 백(魄)이 엎드리면 금조원(金朝元), 또 사대가 안정하여 화기로우면 토조원(土朝元)이다. 그리하여 겉으로는 눈·귀·코·입·혀를 사용하지 않으면 안으로 오장의 정기가 자연히 조원한다. 오기가 모두 상원(上元 : 상단전)에 모여들면 원정·원기·원신의 삼원(三元)이 모두 건정(乾鼎)에 모인다.
19) 영대(靈臺) : 상단전을 말함.

기일이 되면 앞과 뒤 어디에도 어긋남이 없어야 한다. 정성을 다하는 중에 겉으로는 강제로 해서는 안 된다. 참외가 다 익으면 저절로 꼭지가 떨어져 나가는 것과 같다고 했다.

여섯째, 영아출현결(嬰兒出現訣)에 의하면, 황정을 지켜서 안정하고 곡신(谷神)을 키워나가면 형체가 온전해지고 기가 충족해져서 불수레가 멈춰서게 된다. 별안간에 우레소리가 한 차례 나면서 천문이 파괴되며 금강불사인(金剛不死人)이 튀듯이 뛰어나오게 된다고 했다.

만약 출신(出神)하고 수신(收神)하는 묘법을 알려면 다음 장에서 하는 설명을 잘 보면 명백해질 것이다.

태족출신도(胎足出神圖)

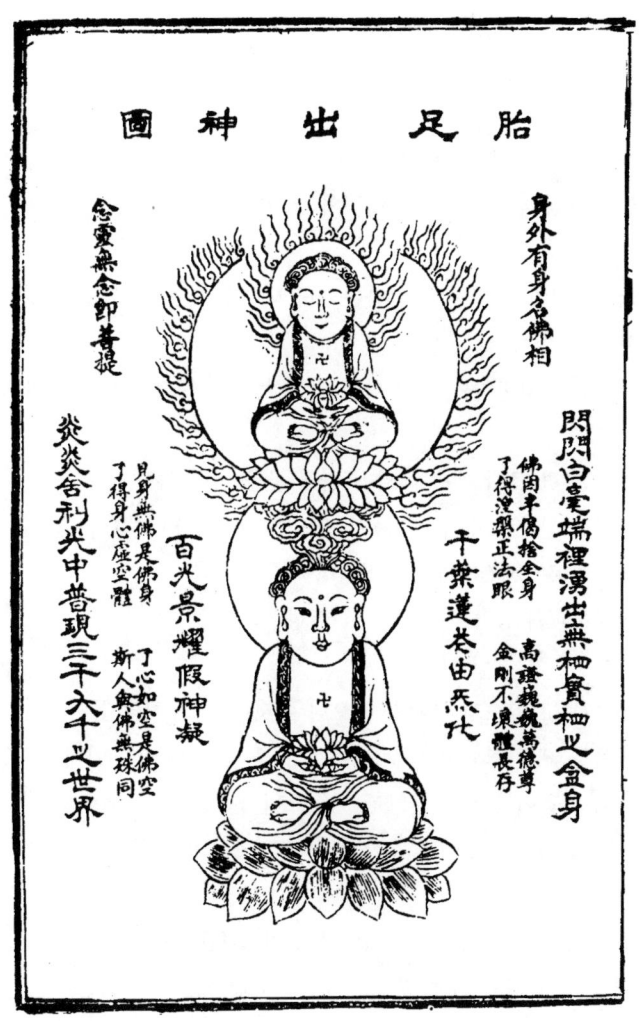

태족출신도(胎足出神圖)

몸 밖에 또 몸이 있으니 이름하여 부처의 상호이며,
신령한 중에도 무념하니 이것이 곧 보리이다.

백호광명이 번쩍번쩍 빛나는 가운데 형이 없으면서도 또한 실상인
황금 몸이 솟아나온다.
사리광이 작열하는 속에 삼천 대천(大千) 세계가 두루 나타나 보인다.

부처는 반 조각 게송을 알기 위해 몸을 버렸기에
웅장한 산처럼 우뚝 솟아올라 만덕의 존귀함을 떨쳤네.
열반의 정법안(正法眼)을 명백히 깨우쳤으니
금강불괴의 몸을 이루어 영구히 상존하네.

몸을 보고 있으되 부처가 없으니 이것이 곧 부처의 몸이요,
마음을 요달하되 허공 같은 이것이 곧 부처의 공(空)이네.
몸과 마음이 능히 허공체가 되었으니
이 사람이야말로 어찌 부처와 같지 않겠는가.

천 개의 연꽃잎이 피는 것은 기(炁)가 변하여 된 것이며
백 가지 광채가 밝게 빛나는 것은 신(神)이 응결한 때문이다.

태족출신구결(胎足出神口訣)

　　태가 원만해지고 기가 충족해진 때를 알려면 반드시 하늘에서 꽃잎이 어지러이 쏟아지는 징후가 나타나야 한다. 이쯤이면 출신하는 경계에 이른 것이다. 이때 마땅히 신을 조정하여 껍질을 벗어나오게 해야 한다.

　　천화(天花)가 어지러이 쏟아진다는 것은 정정(靜定)한 때에 이환궁 안에 있는 백호상(白毫相) 가운데에서 황백색의 광채를 나투는 것인데 이는 마치 설화(雪花)가 휘날리는 듯하다. 이를 가리켜 태가 충족되어 출신하는 경계라 하는 것이다. 그러면 마땅히 신을 조정하여 껍질을 벗어나게 해야 한다.

　　만약 경계가 이르렀는데도 출신하지 못하면 이는 시귀(尸鬼)[1]를 지키고 있는 것에 불과하여 초탈할 수가 없으며 따라서 성계(聖界)에 들어가기 어렵고 신통한 지혜도 없게 된다. 즉 변화를 얻지 못하는 우둔한 범부(凡夫)로서 대정(大定)에 도달하지 못하며 또 정경(定景)에서 나오지도 못한다. 하지만 만약 망령되이 출정시키면 마도(魔道)에 빠지고 만다.

---

1) 시귀(尸鬼) : 죽은 시체에 붙어 있는 귀신.

마땅히 곧 정문(頂門) 위에다 생각을 옮겨서 신광이 그 생각을 따라 밖으로 나오게 한다. 그러면 즉시 3 내지 5척의 범신(凡身)을 벗어나며 진성(眞性)이 그 빛 속을 따라 들어간다. 한 뜻도 흩트리지 않고 신중히 하여 놀라거나 두려워하지 말 것이며, 또 일체를 인식하려고도 하지 말아야 한다. 또 사마가 침입하여 요란을 떨지 않도록 막아야 한다.

　　대개 처음으로 출신하는 경계에 이르렀을 때 외마(外魔)가 침입하여 소란을 피우는 일이 일어나는데, 예를 들면 여러 가지 부처로 변화하여 다가와서 유혹하기도 하며 혹은 길흉화복을 이야기하거나 경이로운 일을 펼쳐 보이기도 하며 혹은 기이한 경계로 변화시켜 경치 좋은 곳을 만들어 보이기도 한다. 이때 절대로 참된 것이라고 받아들이거나 인정해 주지 말아야 하고 거기에 응해주어서도 안 된다. 또 평소의 식신이 마음에서부터 욕심하는 바를 따라 나타나기도 한다. 옛말에 도가 한 자 높아지면 마장도 열 자나 높아진다고 했으니 이를 두고 한 말이다.

　신광이 덩어리로 뭉치기를 마치 보름달처럼 둥그렇게 차는데 이를 성(性)에 따라 수섭하여 상단전으로 돌아오게 한다. 이때 신은 다만 중단전과 하단전을 적조하면서 서로 혼융하여 허공의 대경을 이루게 한다. 이것이 존양(存養)의 전부이며 유포할 때의 으뜸가는 일이다. 나아가서 목욕하는 원래 공법을 사용하여 첫 이레 동안 양육했다가 다시 나오게 한다. 한 개의 바퀴 같은 금광이란 그 본신(本身)이 원래 갖고 있던 영물(靈物)인데, 이를 수섭(收攝)하여 본궁으로 돌아오게 하는 것이 화형(化形)[2] 하는 공부의 신묘한 근본이다.

직론(直論)에서는 다음과 같이 이르고 있다.

"길왕태화(吉王太和)가 신이 이미 순전해진 것에 대해 오자(伍子)에게 물었다.

'태가 이미 원만해졌으면 반드시 그 태 속에 오래 머물러 있지 않도록 해야 하므로 즉시 상단전으로 옮기는 방법을 사용하여 삼 년간 유포(乳哺)하는 공법을 써야 할 것이며, 거기에는 전체를 크게 활용하는 공법이 있다는데 그 뜻이 어떤 것입니까?'

이에 오자(伍子)가 답하여 말했다.

'상단전을 일명 이환궁이라 하며 이는 양신(陽神)이 되돌아가는 본궁이 된다. 대개 양신이 처음 출정하는 것은 마치 어린아이와 같아서 건장한 청년들처럼 큰 힘이 없다. 다만 유모의 젖을 빨며 키워질 뿐이다. 그런데 어찌 상단전에서 신을 구속할 것인가? 혹은 상단전에서 뜻을 살펴보거나 하면 환허한다는 본래의 뜻을 잃게 되므로 유포하여 양육하는 일을 크게 망치고 말 것이다. 무릇 존양한다는 일의 전체란, 즉 출(出)하고 수(收)하는 것에 큰 쓰임새가 있는 것이다. 상단전에 의식만을 집착하고 있는 것은 옳지 않다. 이것이 존양의 전부이며 또 유포하는 데 으뜸가는 일이다.

존양하는 공이 순숙해지기를 기다렸다가 순숙해지고 나면 자연히 출신하는 경계가 생긴다. 갑자기 공중에서 백광(白光)이 나타나는데 마치 설화가 휘날리는 듯하다. 그때 곧 생각을 천문(天門)으로 옮겨서 신광이 보름달처럼 되도록 한 뭉치로 만들어 끌어모은다. 그러면 성(性)이 그 속으로 들어가서 수섭하여 이환 본궁으로 들어가게 된다. 나아가서 유포하여 공양하는 방법을 쓰면 천화(天花)가 확실하게

---

2) 화형(化形) : 양신을 반복해서 출신시키면서 그 형체를 공고하게 하는 공부. 연신환허의 공부가 형신구묘한 단계에 이르면 여러 가지 형체로 그 몸을 변화시킬 수 있다.

효능이 드러나 출정하게 되고 태허했다가 초탈하는 경지가 된다. 회수하여 거두어들이면 상단전은 존양하는 곳이 되는데, 출신했다가 한차례 회수하고 나면 이것이 존양하는 공부의 첫 이례이다. 그런 다음 다시 출신할 때가 오면 응당 출신하게 해야 한다. 만약 출신할 경계가 없다면 출신시킬 수가 없다. 혹 둘째 이례에 다시 출신하거나 셋째 이례로 다시 출하고 수하는 것인데, 이것이 바로 점법(漸法)이다. 존양도 이같이 점법으로 한다'고 답했다."

화형이라 하는 것이 있는데, 호흡의 화(火)는 능히 곡정(穀精)을 변화시켜 원정(元精)을 도울 수 있으며, 또 신의(神意)의 화(火)는 원정을 변화시켜 원기를 도울 수 있으며, 또 원기의 화는 호흡의 식신을 변화시켜 원신영광(元神靈光)을 도울 수 있으며, 원신의 화는 속된 고깃덩이의 몸과 뼈를 변화시켜 환허한 다음 도의 몸이 되도록 도울 수가 있으니, 이것이 곧 영광(靈光)이란 것이다.

반드시 알아야 할 것은 출정했다가 회수하는 시간이 그리 길지 않다는 것이며, 그 대신 존양하는 공부는 많이 해야 한다는 것이다. 처음 출신할 때는 반드시 잠깐 사이에 회수해야 하며 출신한 채로 오래 두어서는 안 된다. 또 멀리까지 출신시키지 말고 가까운 곳에만 출신할 것이다. 또 처음으로 회수할 때에는 급속히 회수해야 하며, 한가롭게 천천히 해서는 안 되고 고요한 중에 올바르게 해야 한다.

처음에는 혹 한 걸음 정도 내보냈다가 선수(旋收)하거나 또는 몇 걸음 내보냈다가 선수해야 한다. 여러 번 출신시킨 다음에는 약 일 리(一里)쯤 나가게 했다가 선수하거나 혹 수 리(數里) 정도까지 나가게 했다가 선수한다. 만약 백 리나 천 리까지 출수하기에 이르면 절대로 도약시켜 단번에 멀리까지 내보내지 말 것이며 단계를 따라 점점 멀리 내보내어야 할 것이다. 모두 한 단계, 두 단계 밟아나가는 점법을 사용해야 할 것이다. 출수하는 것이 순숙해지고 난 뒤에는 멀리까지 내보내는 것도 가능하다.

양신이 처음 출정하는 것은 마치 어린아이가 어려서 젖을 빨아가며 양육받듯이 점법으로 훈련시켰다가 노숙해진 다음에 비로소 힘이 충족해지면 멀리까지 나가서 노닐도록 출입시킬 수 있다. 만약 처음 출신하는 때이면 천마(天魔)가 다가와서 시험하기도 하는데, 나의 심군(心君)을 혼란시키려 하거나 길 잃고 돌아오기 어렵게 할 것이니 이러한 시험에 걸리지 않도록 방비해야 한다. 그러므로 세심하게 근신해야 비로소 허공의 성체(性體)를 온전하게 할 수 있다.

3년간 젖을 먹이는 수련을 하여 양신이 노숙해지기를 기다렸다가 바야흐로 출입하면서 몸과 마음을 지킬 수 있게 되면 천지에 통달할 수 있게 되며 금석(金石)에 장애를 받지 않게 되고 물과 불에 들어가서도 피해를 입지 않게 된다.

  점법이라 하는 것은 처음에는 가까운 곳에서 나돌아다니게 하다가 거두어들이고 젖먹이는 것도 조금씩 먹이면서 점점 자라게 하는 것이다. 나다니는 것이 익숙해지고 노숙하게 길들여지려면 삼 년간 해야 한다. 그래서야 비로소 화할 수가 있다.

  중희조언(衆喜粗言)에 이르기를 "시월간 태족해져서 천문을 나서게 할 정도가 되면 영신(靈神)이 현출한다. 이때 속히 출하고 입하게 하여 마멸되는 것을 막아야 할 것인데, 이는 육적(六賊)[3]의 뿌리가 없어지지 않고 남아 있을까 걱정해서이다. 또 호흡기가 입과 코로 나가버릴까 두려워하는 까닭이다. 그러므로 신이 호흡에 따라 나가서

---

3) 육적(六賊) : 육근의 다른 말. 안(眼)・이(耳)・비(鼻)・설(舌)・신(身)・의(意).

하나같이 동행하게 해야 한다. 손을 놓아버리면 멀리까지 가서 길을 잃고 돌아오지 못할 것이니, 이 점이 매우 어려운 일이다. 다만 나다니다가 돌아왔을 때는 휴식을 취하게 해야 하는데 이환에서 안정시키며 신을 보양해야 한다"고 했다.

있는 듯 없는 듯 허공으로 와서 비추며, 없는 듯이 그리고 없지 않은 듯이 돌아오게 해서 존양한다. 붙어 있지도 떨어지지도 않게 신중히 양육한다. 마음을 안정시키고 조심하여 허령(虛靈)하게 지켜나가되 천화가 어지러이 휘날리며 떨어질 때까지 한다. 그리고 나서 다시 속출하게 했다가 조속히 문 안으로 들어오게 한다. 절대로 밖을 나가 오래 돌아다니지 않게 할 것이며, 또 멀리 나가서 아름다운 것에 눈과 귀가 이끌리지 않게 해야 한다. 한 걸음 두 걸음 잘 살펴보도록 관리하다가, 더 나아가서 1리나 2리 정도 나다니게 하다가 급속히 돌이켜야 한다.

점차적으로 출입하고 포유하며 양육하여 점점 몸이 장대해지도록 삼 년간 양육하면 능히 변화할 수 있게 되어 천지의 이치를 꿰뚫어 알게 되면 비로소 마음을 놓을 수 있다.

무릇 천마가 올 때에는 한 뜻도 흩트리지 않고 먼지 하나도 묻지 않게 함으로써 영대(靈臺)가 아주 맑아져서 본래 무일물(無一物)이 되면 마귀가 어찌 달려들겠는가? 이른바 이때 나타나는 마귀는 벼락을 치거나 물과 불에 관련되었거나 하늘이 무너지거나 땅이 갈라진 데에서 생긴 마귀이거나, 병기(兵器)에 맞아 죽은 마귀이거나, 미색음향의 마귀이거나, 기이한 길흉을 점지하는 마귀이거나, 남의 생명을 상해하여 원한을 지닌 마귀이거나, 몸에 독창이 생기게 하는 마귀이거나, 옛날의 식신이 변화한 마귀 등등으로 이루 헤아릴 수 없는 마귀들인데 이들이 찾아와서는 도행(道行)의 뿌리를 시험하게 된다. 이때 절대로 아는 척해 주지 않아야 하며 정심(正心)으로 지켜보면서 반드시 선행(善行)을 하며 적덕하는 공을 많이 쌓아야 이겨낼 수가 있다. 만약 진짜라고 인정해 주면 그 마귀의 유혹에 빠져 공력을 망치게 되므로 반드시 최초에 지녔던 순수한 공법을 사용해야 한다. 그러면 마귀는 절대로 간섭하거나 침범하지 않는다.

무릇 대도라 하는 것은 고요의 극치에서 움직임이 생기고 또 움직임의 극에서 다시 고요해지는 것이니 이는 필연적인 이치에서 오는 현상이다. 이른바 선기(璇璣)⁴⁾가 자방(子方)⁵⁾에서 움직이기 시작하는 것과 같다. 참된 물건은 고요의 극치에서 다시 움직이게 된다.

지극히 순양한 물건은 바로 이러한 것을 가리킨다. 고요가 극치에 이르면 다시 움직임이 생기는데 이른바 양은 박진(剝盡)⁶⁾함이 없다는 이치이다.

지인(至人)⁷⁾이라면 건곤을 거듭 세우고 일월을 다시 만들어 정(情)

---

4) 선기(璇璣) : 하늘에 해와 달이 순환하는 것과 같이 신과 기가 황도 적도를 따라서 순행하는 것.
5) 자방(子方) : 자시위.
6) 박진(剝盡) : 완전히 없어짐.
7) 지인(至人) : 도인을 네 단계로 나누어, 첫째로는 진인(眞人), 둘째로는 지인(至人), 셋째로는 성인(聖人), 넷째로는 현인(賢人) 등으로 부른다. 상고시대에는 진인이 있었는데 진인은 저절로 깨달아 천지기운을 받아들여 사는 사람이다. 중고시대에는 지인이 있었는데 그는 도덕을 잘 지켰고 음양에 잘 적응했으며 사철의 기후에 맞게 생활했고 세상 풍속을 떠나서 정을 간직하고 신을 온전히 하여 천지 사이를 왕래할 수 있었으며 먼 곳까지 왕래했다. 건강하게 오래 살아서 결국에는 진인과 같게 되었다. 그 다음은 성인이 있는데 성인은 천지조화를 따라 지냈으며 8풍에 잘 적응하여 보통사람들처럼 욕심도 부리지 않고 성내는 일이 없었으며 풍속에 벗어나는 행동을 하지 않았고 세상에 없는 일을 하려고

을 이끌어 성(性)과 합하여 더불어 굴러가게 하고, 현묘한 도를 거듭 행하면서 계(戒)·정(定)·혜(慧)를 다시 확립한다.

　　무릇 수련하는 사람으로서 이미 이 물건을 얻었으면 이것을 안으로 끌어모으고 장차 밖으로 나가려는 법신(法身)마저 역시 안으로 돌아오게 하여 하나로 합치게 할 것이다. 그리하여 오래도록 크게 안정한 가운데 들어가야 한다.
　　안정하여 무극에까지 이르면 여기서 다시 지극한 데에까지 도달해야 한다.

성공(性功)으로 존양하는 사람은 곧 연식명심(宴息冥心)[8]해야 한다. 고요한 방에서 칩거하면서 묵묵히 단좌하여 한 개의 티끌로도 더럽히지 않고 수만 가지 염려를 모두 잊으며, 아무 생각도 일으키지 않고 무위로써 자연에 내맡겨 두며, 듣는 것이나 보는 것도 없이 할 뿐만 아니라 신(神)을 감싸 고요히 하고, 안과 밖을 구별하지 않고 과거와 미래도 잊어버리며, 모양(相)과 허공(空)의 경계를 모두 떠나고 미혹과 망령됨을 벗어나며, 허적(虛寂)을 몸 안에 담아서 항상 각명(覺明)해야 한다. 그리하여 오로지 그 마음을 아득한 데에 두어 만 가지 법이 귀일하면 영아는 맑고 허령한 경지에 안거하며 부동한 경지에 깃들어 그쳐 있게 되고 색에 물들지 않아 막힘이 없어지며, 공에 떨어지

하지 않았다. 겉으로는 일로 몸을 과로하게 하지 않았으며 속으로는 걱정하지 않으면서 마음을 즐겁게 하고 만족하기에 힘썼다. 그리하여 몸이 상하지 않고 100살을 살 수 있었다. 마지막으로 현인이 있었는데 자연의 법칙에 따라 음양 변화에 순응하고 사철을 가릴 줄 알았으며 힘써 양생의 법을 수련했기에 장수할 수 있었다. 이 네 가지 단계에 들지 않는 사람을 총칭하여 범인이라 한다.
8) 연식명심(宴息冥心) : 호흡이 편안히 가라앉고 마음이 아득해져 무념한 상태.

지 않아 묶이지 않게 된다. 그러면 몸이 허공과 같아져서 편안히 자재(自在)하게 된다.

그러므로 달관 선사(達觀禪師)가 말하기를 "색에 묶이지 않으며 공에 장애를 받지 않으니 연식명심하여 자재함을 관하면 대천세계의 만유가 도리어 무로 돌아간다. 세계가 파괴되는 때가 와도 그 사람은 깨어지지 않는다"고 했다.

또 담장진(潭長眞)은 말하기를 "영아가 상단전으로 자리를 옮기면 단정하게 받들어서 명심(冥心)하여 자연에 합하게 하고 삼천공행(三千功行)이 꽉 차도록 하면 그것에 의지하여 선불(仙佛)이 된다. 이러한 처지이면 순일하고 잡티가 없는 공부이니 어찌 터럭만한 정념이라도 용납할 것인가. 다만 신선이나 부처 되려는 마음을 일으키면 곧 생사에 떨어져 벗어나지 못하는 구멍에 빠지게 된다"고 했다.

또 관윤자(關尹子)는 말하기를 "만약 생사를 싫어하는 마음이 생기거나 생사를 초탈하려는 마음이 생기면 요(妖)라고 부를 따름이지 도(道)라고 부를 수는 없다"고 했다.

대개 청정한 몸 속에는 본래 아무 물건도 없으며 공공탕탕(空空蕩蕩)[9]하여 밝고 명랑하다. 한 개의 물건도 소유한 것이 없으며 일체가 머무름 없으니, 머무름 없음에 의지하여 머무르지도 않으며 머무름에 의지하여 머무르지도 않는다. 마음이 머무르는 곳이 없으며 또 머무름에 마음 두는 곳도 없다. 분명함에도 집착함이 없으며 머무름 없는 데에 참으로 굴러다녀서 바야흐로 무주한 마음이니 이것이 곧 진심(眞心)이다.

---

9) 공공탕탕(空空蕩蕩) : 텅 비어 막힘이 없고 끝없이 아득한 모양.

『선원집(禪源集)』에 이르기를 "대개 마음이란 것은 '이 마음[是心]'에 대한 명칭인데 '말로 알려진 앎[言知]'이라는 것은 '이 마음'의 체가 되는 것이라"고 했다.

하택 선사(荷澤禪師)는 말하기를 "심체(心體)는 '앎의 기능[能知]'이 있으니 앎이 곧 '이 마음'이며 마음의 근본은 공적(空寂)하며 지극히 허령하다. 그래서 공적허령한 데에서 나온 앎이야말로 '선험적인 앎[先知]'이라 하는 것이며 공적허령한 데에서 나온 깨달음[覺]은 선각(先覺)이라 한다. 불려(不慮)한 데에서 깨달으면 이를 정각(正覺)이라 하고 불사(不思)한 데에서 알면 이를 진지(眞知)[10]라 한다. 그러므로 조사께서 이르기를 공적한 체상(體上)에서 저절로 '본래의 지혜[本智]'가 있게 되는데 능지(能知)라는 것은 곧 공적함에서 알게 되는 것이며 이것이 곧 달마께서 전하신 청정심(淸淨心)이다. 심의 상적(常寂)은 자성(自性)의 체(體)가 되며 심의 상지(常知)는 자성의 용(用)이라 한 것이 바로 이것이다"라고 했다.

그래서 육조께서 이르기를 "일체 만법은 자성에서 떨어지지 않으며 자성이 자지(自知)하고 자성에서 자견(自見)하며, 자성이 자오(自悟)하고 자성에서 자탁(自度)하는 것이니, 오성(悟性)하기는 쉬우나 요성(了性)은 매우 어려운 것이다. 그러므로 요심(了心)이란 것은 '이 마음'을 요달하는 것이며 요심하면 심무기심(心無其心)이 된다. 무심(無心)의 심은 이른바 진심(眞心)이란 것이며 진심이 곧 성(性)이요, 진성(眞

---

10) 진지(眞知) : 진지는 도심(道心)에 갖추어져 강건함을 주장하니 발하여 진정(眞情)이 되고 영지(靈知)는 인심(人心)에 감추어져 유순함을 주장하니 머금어서 영성(靈性)이 된다. 도심은 감괘로서 명(命)에 속하며 하단전 기혈을 그 처소로 삼는다. 인심은 이괘로서 성(性)에 속하며 상단전 이환궁이 그 처소이다.

性)이 곧 심이라" 했다.

　태상(太上)께서 이르기를 "요심진성(了心眞性)하고 요성진심(了性眞心)하며 공무공처(空無空處)에 무처요진(無處了眞)하면 이것이 진공불공(眞空不空)이며 공무소공(空無所空)한 것이니, 이것이 본심(本心)을 요견한 것이 된다"고 했다.

　　여 거사(麗居士)는 말하기를 "시방(十方)을 함께 끌어모아 그 하나하나를 무위(無爲)로 익히면 이것이 곧 선불장(選佛場)인 바, 마음이 텅 비워져서 돌아가는 데까지 이르고 하늘이 텅 빔과 더불어 그 극치를 깨달으며 또 원공(圓空)하여 공한 것을 멸(滅)하면 이것이 본성을 요견한 것이 된다"고 했다.

　　『화엄경』에서 이르기를 "법성(法性)은 본래 공적하며 무허(無虛)함은 역시 무견(無見)한 바, 성(性)이 공(空)하면 이것이 부처인 것이니, 사량(思量)으로 얻어 가질 수 없는 것이 곧 부처의 경지이다"라고 했다.

　원래 성체(性體)라는 것은 본래 공(空)하고 정(定)한 것이니 공(空)도 없고 무공(無空)도 없다. 필경 공은 정(定)함이 없으며 무정(無定)함도 역시 없다고 했다. 이것이 곧 진여정(眞如定)이라 하는 것이다. 비록 공을 수련하면서도 공을 입증하지 않고 공상(空想)을 짓지 않게 되면 즉시 진공(眞空)11)이 된다.

---

11) 진공(眞空) : 자기의 마음을 관찰하면 마음이 텅 비워져서 몸 안에 있는 허공과 통하게 되며 몸 안의 허공은 저절로 천지의 허공과 통해 있다. 천지의 허공은 태허(太虛)와 통해 있으며 허와 허끼리 서로 통하여 혼연일체가 되는데 이것이 진공이다. 따라서 수련자는 마음만 텅 비우면 자연히 진공을 체득하게 된다.

비록 정(定)을 얻었다 해도 정을 입증하지 않고 정에 대한 상념을 하지도 않으면 이것이 곧 진정(眞定)이라는 것이다.

극치에까지 공정(空定)하여 막힘없이 통달하면 하루아침에 천기(天機)를 꿰뚫어 알게 된다. 이때가 혜성영통(慧性靈通)해지는 때이다. 잠깐 동안에 연꽃이 황홀하게 피어나며 잠들었다가 꿈에서 깨어나듯 홀연히 건원(乾元) 경계가 나타나 보이며 자연히 천지에 충만하게 되니 이것이 무진장(無盡藏)이다.

심성(心性)이 항상 밝고 밝아서 어둡지 않으며 온 우주를 명랑하게 비출 뿐 아니라 고금을 꿰뚫어 비추니, 그 변화에 정해진 방위가 없으며 신묘막측하다. 육안을 갖추고서도 혜안(慧眼)의 광명을 열어 그 진심이 바뀌지 않으면 이것은 불심을 보는 것과 같다.

이에 견성하여 그 나타나 보이는 것이 철저한 데까지 이르고 은밀한 데까지 이르도록 수행하면 일성(一性)이 원명해지며 한꺼번에 육통이 충족하게 된다.

어째서 육통이라 하는가? 옥양사(玉陽師)는 말하기를 "정좌하여 고요의 극치에 이른 때에 갑자기 심광(心光)이 발현하여 몸 안에 있는 오장육부가 훤히 드러나 보이며 몸 밖에 있는 자기 수염과 눈썹까지도 저절로 나타나 보인다. 또 모든 신(神)이 솟아올라 하루에 수만 구절의 시를 지을 수 있고 현묘한 이야기를 무궁무진하게 할 수 있으니 이것이 심경통(心境通)이다"라고 했다.

또 신통변화하여 출입이 자여(自如)하며 시방세계의 중생을 훤히 감찰하며 타인의 마음 속에 있는 은밀한 것까지 알아낼 뿐 아니라, 타인의 생각이 아직 일어나기도 전에 내 마음이 먼저 알게 되며 다른 사람의 생각이 아직 싹트기 전에 내 마음이 먼저 깨닫게 되니, 이것이 타심통(他心通)이다.

　몸이 방 안에 있으면서 집 밖을 나서지 않아도 미래의 사정을 미리 알며 담장 너머에 있는 물건까지 능히 볼 수 있으니, 이것이 신경통(神境通)이다.

　또 시방세계의 소리를 마치 귓전에서 듣듯이 할 수 있으며 태어나기 전에 있었던 일까지도 눈앞에 펼쳐지는 일을 보듯이 기억할 수 있으니, 이것이 천이통(天耳通)이다.

　정좌한 순간, 삽시간에 아득해져서 혼돈을 분간 못하다가 잠깐 사이에 심규(心竅)가 해연히 크게 열려 산하지리를 마치 손금보듯 하게 되니, 이것이 천안통(天眼通)이다.

　낮이나 밤이나 대정에 깊이 빠져 위로는 천당, 아래는 지옥이 펼쳐지며 무량겁래의 생사연유를 꿰뚫어 보게 되니, 이것이 숙명통(宿命通)이다.

　　자사(子思)가 말하기를 "마음은 정신의 주인이니 성(聖)이라 일컫는다. 그러므로 심정(心定)하면 혜(慧)가 생기고, 심적(心寂)하면 감(感)할 수 있고, 심정(心靜)하면 지(知)할 수 있고, 심공(心空)하면 영(靈)해지고, 심성(心誠)하면 명(明)해지고, 심허(心虛)하면 각(覺)할 수 있다"고 했다.

　　사조(四祖)는 말하기를 "일체의 신통한 작용은 모두가 마음이 감하는 데에서부터 나타나는 것이라"고 했다.

　　『영락경(瓔珞經)』에 이르기를 "신(神)을 천심(天心)이라 하고 통(通)을 혜성(慧性)이라 하는데, 천연(天然)의 혜는 아무 장애를 받지 않고 남김없이 다 비춘다. 그러므로 신통(神通)이라 한다. 신통하여 구족하게 되기를 바란다면 더욱 더 침묵하여 도광(韜光)[12]을 빛나게 하며 성심으로 지키면서 혜(慧)를 사용하지 않아야 한다. 만약 규각(圭角)13)이 노출되면 사마(邪魔)에 붙잡힐까 두렵다"고 했다.

옛말에 도가 한 자 높아지면 마장은 열 자나 높아진다고 했다.

정정(正定)한 때에 여러 가지 선악에 대한 소리가 나거나 혹은 여러 가지 거슬리거나 기분 좋은 광경이 나타나는데 이는 모조리 마장이므로 일체 보지 않도록 해야 한다. 또 일신의 사대를 돌이켜 보아야 할진대, 이 모든 것이 가합(假合)하는 것이며 꿈과 같은 환상일 뿐이니 모두 참이 아니다. 그러나 마음을 올바르게 하면 사마는 자연히 소멸되고 만다.

옛말에 "괴이한 일을 보아도 괴이히 여기지 않으면 그것은 저절로 없어지며 마귀가 나타나도 마귀에게 홀리지 않으면 마귀는 저절로 없어진다"고 했다. 혹은 "뒷머리에서 벼락소리가 나거나 황금색 별이 찬란하게 빛나거나 뒷목에 붉은 노을이 자욱하거나 혹은 양미간에 원광(圓光)이 솟아나오기도 한다"고 했다.

고선(古仙)이 말하기를 "뒷목에 빛이 나타나는 것은 환상이며 발아래 구름이 피어난다고 해도 아직 신선이 된 것은 아니다"라고 했다. 또 "고요한 중에 큰 집이 나타나 보이거나 또 보화, 여자와 풍악, 생황(笙簧),14) 또 기이한 풀과 꽃 등이 보이거나 그림 같은 것이 눈에 띄거나 할 때 다른 사람은 이를 알아차리지 못하는데도 자기의 몸과 마음이 진풍경이라고 인정하고 믿으면 이는 마귀가 붙은 것이다"라고 했다.

---

12) 도광(韜光) : 칼 전대의 빛, 또는 빛을 감추어 밖으로 나타내지 않음을 비유로 한 말.
13) 규각(圭角) : 옥의 뾰족한 모서리. 언동이 모가 나서 남과 잘 어울리지 못하는 상황.
14) 생황(笙簧) : 여와씨가 만든 관악기로서 13개 또는 19개의 대나무 대롱으로 만들어 세워놓고 가로로 분다.

이 모든 것은 환상이므로 마음에서 달리 받아들이지 말아야 한다. 다만 공부만 수행할 것이며 효험을 인증할 생각은 조금도 하지 말아야 한다.

이쯤에 이르러서는, 반드시 허공관(虛空觀)을 확충해 나가면 천곡(天谷)[15]의 신(神)이 태허로 올라가서 합일한다. 무릇 허공관이라 하는 것은 자심을 응관하는 것으로 마음의 근본이 생기지 않고 자성이 성취되어 본래 공적으로 돌아가면 광명이 두루 비추어 마치 허공과 같아지는 것을 말한다.

청정으로 영철(瑩徹)[16]하여 넓고 텅 비어 온 누리에 두루 퍼지며, 원명하여 교결(皎潔)[17]하고 월륜(月輪)[18]이 크게 이루어져서 허공과 맞먹을 정도로 커지며, 아주 깨끗하여 막힘이 없어지고 자기의 몸을 되돌아볼 수 있게 되면 심경(心境)의 허공함이 신체의 허공함에 통하며, 신체의 허공은 천지의 허공으로 통하게 되고, 천지의 허공은 태허의 허공과 같게 되어 허와 허끼리 상통하여 모두 한 조각으로 합쳐진다. 그리하여 태허와 더불어 혼연일체가 되는데, 그러면 그 마음이 허해지고 그 몸이 허해진다. 그렇게 되면 천지까지 허하게 된다.

허하면서도 무허하며 무허한 데에서 또 허해지니, 그러한 허가 되면 부지(不知)로 되며 무허하면서도 부지하면 나의 양신이 충허(沖

---

15) 천곡(天谷) : 일명 장곡(長谷)이라고도 하는데 미심도 아니고 눈 가운데도 아닌 자리로서 인당의 아래, 산근의 위쪽 눈썹과 눈의 중간이 천곡혈이다. 주천행공을 통해 음교와 천곡이 만나면 하나의 덩어리를 만들어낸다.
16) 영철(瑩徹) : 환히 밝고 트여 속까지 보임.
17) 교결(皎潔) : 희고 깨끗함, 결백함.
18) 월륜(月輪) : 보름달.

虛)19)해져서 출입에 장애가 없어지고, 그런 후에야 천지와 더불어 합덕하게 되며 태허와 한 몸이 되어 비로소 혼허씨(混虛氏)의 사람이 되는 것이다.

그리하여 상제(上帝)가 계시는 경계에 높이 오르려면 오로지 곡신(谷神)20)을 단련하여 항상 영지(靈知)로 마음을 적조하며 허공관에 머무르지 않고 포본환원하여 태극으로 복귀해야 한다. 여기서 점점 더 나아가서 더 없는 상승 경지에 올라 현(玄)에 현을 더하고 무상가상(無象可象)에 이르러서 그렇지 않음이 없도록 되면, 하나의 영(靈)이 묘유해져서 법계(法界)에 두루 원통해지며 은하수를 관통하여 높이 올라서 궁호(穹昊)21)와 더불어 모두 합하게 되니, 이것이 천곡원신(天谷元神)을 단련하여 지극히 묘한 처지에 이른 상태이다.

  장사렴(章思廉)이 말하기를 "태극의 전체를 얻어서 본래 면목을 보게 되면 선천은 한 점 영(靈)이며 후천은 다만 집〔屋〕에 불과하게 된다"고 했다.

영연자(瑩然子)가 말하기를 "양신을 단련하여 내보내면 색계에서부터 무색계로 초출(超出)한다"고 했다.

---

19) 충허(沖虛) : 잡념을 없애고 마음을 공허하게 함.
20) 곡신(谷神) : 곡(谷)은 허(虛)를 말하고 신(神)은 영각(靈覺)을 말한다. 단법에서는 허령불매함을 근본으로 삼는데, 이 곡신은 바로 공령(空靈)한 원신(元神)이다. 혹은 사람의 머리에는 구궁(九宮)이 있는데, 그 중 한 궁(宮)의 이름이 곡신이다. 신이 항상 그 곡에 거하면서 낮에는 사물에 접촉하고 밤에는 꿈에 접촉하기 때문에 자신의 본궁에서 안정을 취할 수가 없다. 따라서 태식(胎息)으로 안정시켜야 곡신이 죽지 않는다.
21) 궁호(穹昊) : 하늘.

『단경』에서는 출신을 너무 일찍 하는 것을 매우 꾸짖고 있다. 이미 그 어미를 얻었더라도 마땅히 처음에 했던 것과 같이 항상 신이 천곡에 머물러 있도록 해야 한다. 그러면 나의 성(性)이 어린아이처럼 복귀하여 중하(中下)의 묘용이 있게 되니 나의 마음은 온전한 허공체처럼 된다.

또 다시 양신을 변화시키는 법을 수련하여 삼년유포하는 양육을 더할 것이니 다음 장을 자세히 살펴보자.

삼재화신도(三載化身圖)

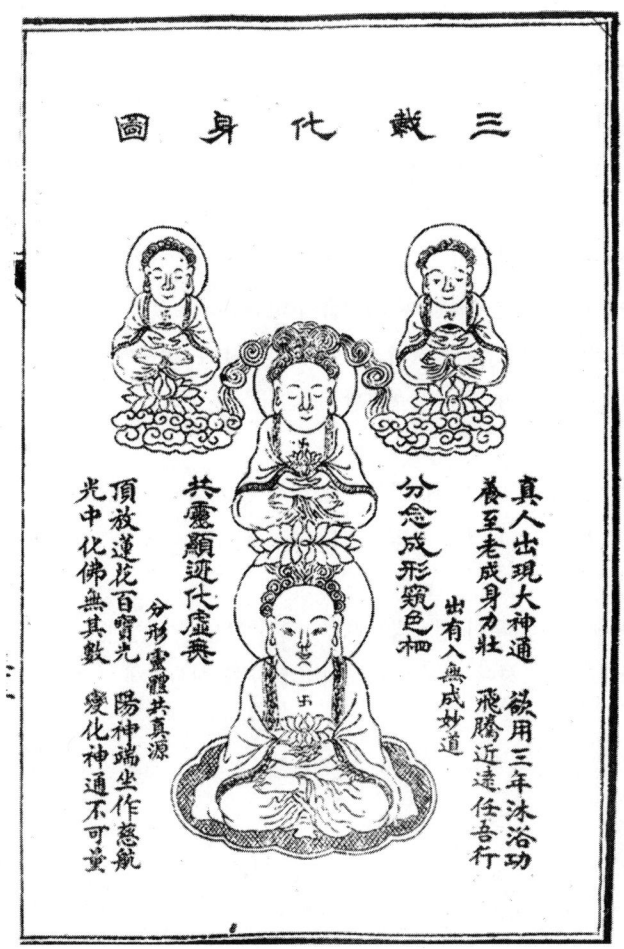

삼재화신도(三載化身圖)

진인이 출현하여 대신통(大神通)을 이루니
삼년 목욕공을 하려거든
노성하여 몸의 힘이 건장할 때까지 양육할 것이다.
나의 수행에 따라서 멀고 가까운 데를 가리지 않고 날아오르리라.
정수리에서 연꽃의 여러 보배로운 광채를 나투며
양신은 단정히 정좌하여 자비롭게 떠다니네.
빛 속에서 부처로 화하니 그 수가 헤아릴 수 없으며
변화 신통함이 도무지 측량할 수 없네.

나오면 있고 들면 사라지는 현묘한 도를 이루었구나.
형체를 나누어 영체로 되니 모두가 참된 근원이로다.

한 생각을 나투어 형체를 이루니 색과 형상이 나타나네.
다함께 영명하여 종적을 드러내며 허무를 대신하네.

삼재화신구결(三載化身口訣)

　　대각금선여래께서 이르기를 "머리 상투 맨 자리 가운데에서부터 백 가지 보배광이 솟아나며 그 빛 속에서 천 개의 보배로운 연꽃잎이 용출하여 여래로 변화한다. 그 연꽃잎 가운데에 앉아서 정수리로부터 백보광명을 발출하여 열 갈래 길로 나투니 허공계에 두루 퍼짐을 대중이 우러러 볼 수 있게 된다"고 했다.

　　고선께서 이르기를 "음신은 사람에게 보이지 않으나 양신은 쉽게 사람들에게 보일 수 있다"고 했다. 대개 성만 닦는 사람이 만드는 것이 음신인데 이 음신은 그림자는 있으나 형체는 없으므로 세속에서 소위 귀선(鬼仙)이라고 부르는 것이 바로 이것이다.

　　만약 성명을 함께 닦는 사람이라면 그가 만드는 것은 양신이며 그 양신은 그림자는 없으나 형체가 있으므로 세속에서 이를 천선(天仙)이라 부른다. 그래서 도의 근본은 형상이 없으며 선도에서 귀하게 여기는 것은 유형한 것이다.

　　맹자가 이르기를 "충실하면서 광휘가 있으니 이를 대(大)라 한다.

대(大)하면서 변화를 하게 되면 이를 성(聖)이라 한다. 또 성(聖)하면서 불가사의하면 이를 신(神)이라 한다"고 했다.

자사(子思)가 이르기를 "성신공화(聖神功化)가 극에 달하면 그 크기가 밖이 없을 정도며 그 작기가 안이 없을 정도가 되는데, 풀어놓으면 육합(六合)1)에 미치며 감아들이면 아주 작은 은밀한 구멍 속으로 들어가 숨는다"고 했다. 동화제군(東華帝君)은 말하기를 "법신은 강대(剛大)하여 천지에 통하고 진성은 원명하여 고금을 꿰뚫는다"고 했다.

만약 아직 정문(頂門)이 열리지 않아 눈을 갖추지 못했으면 그림자를 분산하거나 형체를 나누지 말아야 한다. 그림자와 형체를 분산하고 나누는 것은 지극히 묘한 일이니 어찌 헛된 몸 속에 돌아와 머무르겠는가? 아직 초탈할 단계가 아닌데도 천변만화를 바란다니 어찌 본체를 손상치 않겠는가?

유허곡(劉虛谷)은 말하기를 "대공을 3천 일 만에 성취하려거든 12시 중에 어그러짐 없이 묘용할 것이며, 노성하려면 밥 한 그릇 먹을 시간쯤의 공부라도 두드러지게 수련해서 그러하기를 3년쯤 해야 할 것이다. 그리하여 적어도 3년이란 세월의 공력을 채워야 하겠다는 마음가짐으로 수련에 임할 것이다. 신광이 충실해져서 전체가 여유로워지려면 모름지기 생각을 비우며 손을 받들고 단정히 앉아서 이에 유포양육하는 공법을 같이 행해야 한다"고 했다.

유포공이 익숙해졌는지 그 효험을 알아보려면 마땅히 천화(天花)가 허공에서 어지러이 휘날려 떨어져 내려오는 정경을 그 소식으로 삼아서 항상 신이 천곡에 머물러 있게 해야 중하전에서의 묘용과 부합

---

1) 육합(六合) : 동서남북 천지상하.

하게 된다.

내 성(性)은 어린아이로 복귀하는 것과 같으며 내 몸은 허공과 한 몸이 된 것처럼 하여 부지불식간에 오로지 적공(寂空)한 상태로 있다가 심성의 생멸이 없어지면 양광이 새어나가지 않고 참답게 빛으로 나타나게 되는데, 이를 거두어 저장하면서 멸진정으로 절멸하게 되면 더욱 더 확대되며, 오래도록 멀리까지 도달하며 밝아지도록 기다리기를 3년까지 하되 그 온양공부를 마치게 되면 드디어 구년공부에 들어간다.

그리하여 멸진으로 대정하는 일을 끝마치면 순전해질 수밖에 없어지니 아무런 장애도 받지 않아 홀연히 오행(五行)의 테두리를 벗어나서 반환하여 무극의 촉에서 실상을 인증하여 현묘하고도 아주 현묘한 경지를 체득하게 된다. 진을 득하여 공이 더욱 온전하게 되며 금강불괴의 몸을 이루어 만 년 동안 불사하는 사람이 된다. 자연히 변화하여 신을 낳으며 바야흐로 출입하면서 화신(化身)하고, 낳고 또 낳으면 그 낳음이 다함이 없어지며, 화하면서 또 화하여 화하는 것이 무궁해진다. 그리하여 아들이 손자를 놓고 손자가 또 나누어져서 백·천·만·억의 변화가 끝이 없어지니 혹 하나가 둘로 화하고 둘둘이 넷으로 화하며, 이렇게 네 겹 다섯 겹으로 화하면 그 화함이 끝이 없게 된다. 혹은 하나가 셋으로 화하고 또 두 셋이 아홉으로 화하니, 이렇게 화하기를 여섯 겹 일곱 겹을 화하면 그 화함이 역시 끝이 없게 된다.

혹은 하나가 넷으로 화하고 또 넷과 넷이 열여섯으로 화하며, 이렇게 화하기를 여덟 겹 아홉 겹으로 화하면 그 화함이 무궁해진다. 혹은 하나가 다섯으로 화하면 다섯과 다섯이 스물다섯으로 되며, 화하여 열 겹 스무 겹으로 되면 그 화함이 역시 무궁하게 된다.

자양 선옹(紫陽仙翁)이 한 말을 생각해 보건대 "일 년에 한 아이를 낳아서 그 하나하나가 학을 타고 다닐 수가 있게 된다"는 것이다.

진니환(陳泥丸) 선옹은 말하기를 "일 년에 한 아이를 태생하여 그 아들이 손자를 낳고 그 손자가 그 가지를 낳는다"고 했다.

백옥섬(白玉蟾) 선사가 말하기를 "한 개의 몸이 두루 수다하게 되니 마치 밝은 달과 같아서 그 그림자가 수천 갈래 물결로 나누어짐과 같구나. 수다한 몸이 한 점으로 돌아가는 것은 마치 밝은 거울과 같아서 그 빛은 수만 가지 형상에 깃든다"고 했다.

선가(仙家)에서는 이를 분신(分身)이라 하고 불가(佛家)에서는 이를 화신(化身)이라 한다. 세존이 보리수나무 아래를 떠나지 않고도 천궁(天宮)으로 올라가 두루 다니며 모든 부처님들과 더불어 설법함과 같다. 또 선재(善財) 동자가 사라수 숲을 나서지 않고서 110성(城)을 편력하여 여러 친구들을 두루 만나봄과 같다. 자각(自覺)으로 타(他)를 각하며 불종(佛種)을 크게 알려주면서 삼천 공(功)이 꽉 차면 백학이 영접하러 오며, 팔백 행(行)이 원만해지면 단서(丹書)를 널리 가르쳐서 황금대궐로 올라가 옥황상제가 있는 곳으로 다가가게 되니, 이것이 종리권 조사가 말한 대로 구 년의 공이 완성되면 사람의 일을 다 끝내고 천지를 종횡하며 다녀도 어느 한 군데도 매이지 않는다고 한 그것이다.

소자허(蕭紫虛)가 말하되 "공을 이루려면 모름지기 출신경(出神經)이 있어야 하며 내원의 번화(繁華)로움이 몸을 더럽히지 않고 고선의 초탈법과 잘 맞아서 표연히 학을 타고 삼청(三淸)2)을 구경한다"고 한

---

2) 삼청(三淸) : 도교의 삼신(三神)인 옥청 원시천존(玉淸 元始天尊), 상청 영보도군

그것이다. 또 말하기를 "모든 선인들이 그 껍질을 버리나 각기 다른 바, 어떤 자는 보탑에서 나오는 자도 있고 혹 홍루에서 나온 자도 있고 또 달을 보고 나오는 자도 있고 거울을 보고 나오는 자도 있으며, 정문을 쳐서 나오는 자도 있고 또 어떤 자는 시해(屍骸)를 풀고 나오는 자도 있다"고 했다.

그래서『현오집(玄奧集)』에 이르기를 "황천길을 막아 끊고 자부문(紫府門)3)을 두드려 여는 것인데 바로 해섬자(海蟾子)다"라고 했다. 해섬자란 학으로 변하여 이환을 나서는 것이다.

『중화집(中和集)』에서 이르기를 "정문에 일규를 여는 공부를 성취하여 보니 그 속에 별다른 하나의 건곤(乾坤)이 있구나"라고 했다. 무릇 정문 일규를 어찌 쉽게 열어젖힐 수 있겠는가? 우선 먼저 삼매의 불을 일으켜 뚫는데, 만약 통하지 않으면 그 다음에는 태양을 끌어모아 치면 약간 열린다. 그러면 이 두 개의 불이 이글거리며 타올라 계속 공격한다. 삽시간에 홍광(紅光)이 두루 퍼져 자색 불꽃이 하늘로 치솟으며 한 차례 벼락소리가 나면서 정문이 열리는 것이다.

여조(呂祖)가 말하기를 "구년화후(九年火候)가 바로 끝나면 갑자기 천문의 정수리 한가운데가 쪼개지면서 진인이 출현하여 대신통(大神通)해진다. 이에 따라서 천선이 진인의 출현을 서로 축하해 주며 구름 기운을 타고 나는 용을 제어하면서 옥경(玉京)에 올라가 상제의 대궐에서 노닐게 된다. 그런 후 태공(太空)4)을 빙글빙글 돌면서 노닐게 된

(上淸 靈寶道君), 태청 태상노군(太淸 太上老君). 또는 신선이 산다는 옥청, 상청, 태청을 말한다.
3) 자부문(紫府門) : 정문(頂門)의 다른 말. 자부는 상단전을 말한다.
4) 태공(太空) : 허공천지.

다. 봉전금서(鳳篆金書)5)가 있는 구양전(九陽殿)에 알현하며 천선(天仙) 음식인 복숭아즙6)을 얻어먹게 될 것인데, 이 정도면 만성(萬聖)들이 벌인 잔치자리에 함께 어울리게 되며 뜻대로 되지 않는 것이 없으니, 난새가 앞에서 가마를 이끌어줄 것이며 뜬구름 속에서 용을 가마몰이꾼으로 하여 영접해 준다. 자부추궁(紫府鰲宮; 두꺼비궁)에 가려면 정수리에서 학이 춤을 추게 되며, 단대(丹臺)의 옥으로 된 뜰에서 노니는 듯하며, 발 아래에서 구름이 일어나며, 무량한 영겁의 불이 환하게 타오르는데 나는 곧 진여한 경계에서 유유히 노닐게 된다. 상전이 벽해가 되는데 이렇게 되면 나는 곧 극락천에서 소요하게 된다. 모이면 형체를 이루고, 흩어지면 기가 되며, 숨거나 드러나는 일이 헤아릴 수 없으며, 변화가 무궁하여 물과 불 속에 들어가서도 빠져 죽거나 타 죽지 않는다. 해와 달에 거닐어도 형체나 그림자가 없으며, 창칼에도 베이지 않으며, 호랑이나 코뿔소라도 상하게 할 수 없으며, 음과 양에 변천되지 않으며, 오행에 구속되지 않고, 염라대왕도 죽음으로써 협박할 수 없으며, 제석천왕이라도 그 생존을 다스릴 수 없으며, 종횡으로 자재하여 출입이 자유롭게 된다. 자양 진인이 한 말을 믿어 보건대 "한 알갱이의 영단을 삼켜서 뱃속에 들어가면 비로소 나의 목숨이 하늘에 달려 있지 않고 내 손 안에 있게 되니, 이것이 대장부가 뜻을 얻은 수확이며 공력을 이루어 이름을 떨치는 날이다"라고 했다. 인생이 여기에 이르면 어찌 흔쾌하지 않으랴!

　상양자(上陽子)는 말하기를 "세상에 영웅이 많아서 모두가 헛된 공

---

5) 봉전금서(鳳篆金書) : 봉황이 아로 새겨진 도장과 황금 책.
6) 일명 반도(蟠桃)라고 부르는데 삼천 년 만에 한 번 열린다는 전설적인 복숭아를 일컫는다.

명을 위해 갖은 노력을 다하고 있으나 오로지 금단만이 가장 영묘하여 대라천상(大羅天上)에 신통을 나타내 보인다"고 했다.

　이 장은 신선을 닦는 일에 대한 것이며 이 다음 장부터는 천선을 수련하는 공에 대한 것이다.

구재면벽도(九載面壁圖)

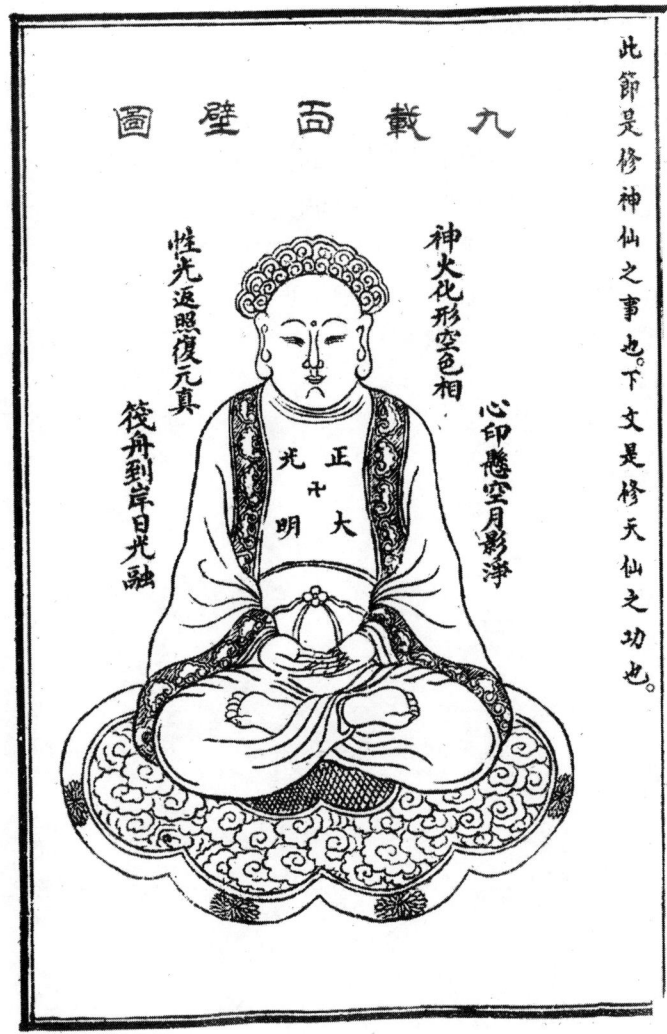

구재면벽도(九載面壁圖)

신화가 형체로 바뀌어 공색상(空色相)이 되고
성광으로 반조하여 원진을 회복하네.
심인(心印)이 공중에 떠 있어 달 그림자는 맑기만 하고
뗏목을 타고 피안에 오르니 일광이 융창하네.

구재면벽구결(九載面壁口訣)

　면벽이라는 것은 진공한 상태에서 형체를 단련하는 공법인데 앞에서 양신으로 화한 것을 거두어들여 성해(性海)로 돌이켜서 다시 단련하면 거기서 양광이 발생한다. 이를 몸 안으로 거두어들여 운전하는 것이니 마치 옹기를 운반하는 것에 비유된다. 만약 몸이 독 안에 갇혀 있다면 어떻게 몸을 움직일 수 있을까? 사람은 반드시 독 안에서 나와 있어야 움직일 수 있는 것이다. 몸이 독 바깥에 있다는 말은 석존이 이른대로 "몸 밖으로 벗어나 있으니 허공하게 하는 것이다"라고 한 것이다. 노자도 이르기를 "몸 밖으로 벗어나서 몸을 닦으며 그 형체를 잊어버린 상태에서 형체를 존성시킨다"고 말했다.
　설도광(薛道光)은 말하기를 "만약 사람이 환영을 비워서 화신하면 진월칙(眞軏則)[1]을 성사(聖師)께서 친히 전수하게 된다"고 했다.
　장전일(張全一)은 말하기를 "태허가 곧 나이니 먼저 그 몸을 공하게 하여 그 몸이 이미 공해졌으면 천지가 역시 공해지며 천지가 공해

---

1) 진월칙(眞軏則) : 월(軏)은 수레의 끌체 끝의 멍에를 매는 끝부분을 뜻한다. 여기서의 진월칙이란 참되게 이끌어 주는 법칙을 말한다.

졌으면 태허가 역시 공해져서 더 이상 공할 곳이 없어지면 이것이 곧 진공이다"라고 했다.

『청정경(淸靜經)』에 이르되 "그 마음을 내관하고 그 마음을 무심으로 만들고, 겉으로는 그 형(形)을 보되 그 형을 무형(無形)으로 만들어라"라고 했다. 여기서 그 형을 무형으로 만든다는 것은 몸이 공(空)해진 것을 가리키며, 그 마음을 무심으로 만든다는 것은 마음이 공해진 것을 말한다. 마음이 공해져서 장애가 없어지면 신(神)이 더욱 단련되고 더욱 영활해지며, 몸마저 텅 비워져 아무 장애가 없어지면 형(形)이 더욱 단련되며 더욱 맑아져서 형과 신이 서로 젖어들어 하나가 될 때까지 곧바로 단련해 나가면 몸과 마음이 하나가 된다. 이쯤에서 겨우 형과 신이 모두 묘해지고 도와 더불어 진리에 합하게 된다.

고선(古仙)은 말하기를 "도(道)로써 형(形)을 온전케 하며 술(術)로써 명(命)을 늘려간다"고 했다.

이 술(術)이란 걸림 없이 무한한 원기를 훔쳐내어 유한한 형구(形軀)[2]에 접속시켜 주는 것이다. 걸림 없는 원기란, 천지가 생기기 전부터 있던 음양이며 장생하는 진정(眞精)으로, 신령한 아버지와 거룩한 어머니의 기이다. 유한한 형구란 것은 천지가 생기고 난 뒤의 음양이며 명을 단축시키는 탁정으로서 범부·범모에서부터 받은 기이다. 그러므로 참된 부모의 기는 범속한 부모로부터 받은 몸을 순양한 진경(眞經)의 형으로 바꾸어 주는 것인데, 그러면 천지와 같이 장구하게 된다.

---

2) 형구(形軀) : 형체있는 몸뚱이.

손타라 존자(孫陀羅尊者)는 이렇게 말했다.

"세존께서 나에게 가르치시기를 '코끝의 흰 점을 바라보는 관법을 써서 삼칠 일 동안을 자세히 관조했는데, 콧속의 기가 연기처럼 출입하는 것을 보고 몸과 마음이 안으로 밝아져서 세상을 훤히 통달하게 되었다. 또 내 몸 전체가 허정해져서 마치 유리알처럼 되는데 연기의 모습이 점점 사라지고 코로 하는 호흡이 하얗게 변하여 마음이 열리고 누진하게 되어, 모든 출입하는 호흡은 광명으로 변하여 시방세계를 비추어 아라한(阿羅漢)을 증득하게 되었다'고 하셨다."3)

보조불심(普照佛心)에 이르기를 "코끝에 흰 것이 나타나는 것을 관하게 되면 사람이 독 안에서 빠져나오게 되는 것을 보니 최상일승을 아득하게 함축하는 것이다. 현규(玄窺)에서부터 묘한 일이 생겨서 천관(天寬)4)을 찾아보게 된다"고 했다.

   또 원회(元晦)는 말하기를 "코끝에 흰 것이 생기니 내가 그것을 관하노라"고 했다.

막인진(莫認眞)은 말하기를 "평생 멋부리며 풍류를 좋아하여 요즘 사람들이 밖에서 찾고 있으니 얼마나 우스운가. 천차만별로 찾을 곳이 없더니 드디어 코끝에서 그 근원을 얻었구나"라고 했다. 무릇 사람이 태어나기 전에는 호흡을 하면서 기가 어머니로부터 통하는데, 태어난 뒤에는 호흡하는 기가 하늘에 통하고 있으며 하늘과 사람이 하나의 기로 되어 연이어 유통하며 서로 빨아들이고 토하는 것이 마

---

3) 불효의 위빠사나 관법에 나오는 명상법으로 특히 비단관(鼻端觀)이라 부른다.
4) 천관(天寬) : 허공대계.

치 차거(扯鋸)5)와 같다고 했다.

  하늘이 나에게 기를 주면 나는 그 기를 취득할 수 있을 것이니 기가 왕성하면 태어나 살게 된다. 그러나 하늘에서 기를 주고서도 도로 걷어가 버리면 그 기를 잃게 되니 기가 끊어지면 죽게 된다. 그러므로 성인께서 이르기를 천도를 관하고 하늘의 운행을 이해하며 해가 양곡에서 떠오르기 전에 매번 숨을 내쉴 때마다 응신정좌하여 텅 빈 마음으로 있으면서 안으로 의념을 제거하고 밖으로는 만 가지 인연을 없애 버리고 천지를 모두 잊어버린 가운데 형해(形骸)를 분쇄하면, 자연히 태허한 가운데 한 점의 이슬 같기도 하고 번개 같기도 한 양기가 무성하게 일어나서 현관(玄關)으로 들어가 장곡을 꿰뚫고 이환으로 올라간다. 그리하여 달콤한 보슬비로 변하여 오장으로 들어간다. 나는 곧 손풍(巽風)을 일으켜 응대하면서 삼관구규의 사기(邪氣)를 몰아내고 오장육부에 끼인 때를 말끔히 씻고 몸의 질을 태워 단련하고 탁한 찌꺼기를 태워 녹이며 몸뚱이에 있는 더럽고 탁한 것을 모조리 뽑아 버려서 순양체로 바꾸는 작업을 오래도록 해나가면 형이 변화하여 천선이 된다.

  진취허(陳翠虛)는 말하기를 "황금빛이 몸을 뚫고 골수에서 향기가 나며 근골이 금옥같이 되면 순양이 다 된 것이며, 여기서 수련하여 붉은 피가 백색으로 바뀌어 음기가 모두 없어지면 몸이 저절로 건강해진다"고 했다.

  구장춘(邱長春) 조사는 말하기를 "단지 매 호흡을 항상 살펴볼 수 있으면 모두 바꾸어 형해에 옥액이 흐르게 된다"고 했다.

---

5) 차거(扯鋸) : 나무를 켜는 톱.

또 장자경(張紫瓊) 선인은 말하기를 "천인(天人)은 본래 한 가지 기로서 같은 것인데 유형한 뼈대에 장애가 생기면 통하지 않으나, 수련을 통하여 형과 신이 합하는 처지에 이르면 색상이 곧 진공임을 알게 된다"고 했다.

설복명(薛復命) 선인은 말하기를 "기라고 하는 것에 대해 알지 못하다가 알고 보니 자연히 진짜를 알게 되었다"고 했다.

동한취(董漢醉) 선인은 말하기를 "조광(粗鑛)을 녹이면 금(金)이 되고 기를 달구는 데에서 형이 비롯한다. 기를 달구는 방법에는 모두 여섯 개의 문이 있는데, 그 첫째는 옥액연형(玉液煉形),[6] 둘째는 금액연형(金液煉形),[7] 셋째는 태음연형(太陰煉形),[8] 넷째는 태양연형(太陽煉形),[9] 다섯째 내관연형(內觀煉形)[10] 등이 있으며, 만약 이것이 허무한 도가 아니면 태허와 한 몸으로 합하지 못할 것이므로 오로지 하나의 구결만이 태허와 한 몸이 되게 할 수 있는데, 이것이 곧 여섯 번째의 진공연형(眞空煉形)[11]이다"라고 했다. 비록 유위로 짓는다고 부르기는 하나 실은 무위이며 비록 연형(煉形)이라 하나 그 실은 연신(煉神)하는 것이며, 외부와 내면을 동시에 수련하는 것으로 오로지 구년면벽하는 공을 사용할 뿐이다. 대개 면벽하는 공에서는 연공(煉功)이 없는 것처럼 보이는데 실은 상단전의 신을 본체로 돌이켜 거두어서 다시 단련하면 허무의 양이 또 다시 상단전으로 복귀하여 조양(照陽)하며

---

6) 옥액연형(玉液煉形) : 소주천 소약 과정.
7) 금액연형(金液煉形) : 대주천 대약 과정.
8) 태음연형(太陰煉形) : 시월도태 과정.
9) 태양연형(太陽煉形) : 삼년유포 과정.
10) 내관연형(內觀煉形) : 구년면벽 과정.
11) 진공연형(眞空煉形) : 허공분쇄 과정.

중단전과 혼융하면서 겸하여 하단전에 합하게 된다. 그리하여 잠시라도 떨어지지 않고 전체를 크게 활용하며 계속 단련해 나가면 공(空)하면서 공하지 않게 된다. 그래서 진공이라 부르며 또 대정(大定)이라 하는데, 영아가 마치 엄마 뱃속에서 천(天)·지(地)·인(人)·아(我)를 구별하지 못하는 상태와도 같으며 신(神)이 신이 아니게 되고 화(火)가 화가 아닌 것이 되며 그 마음을 무심으로 하게 된다. 또 그 뜻으로써 뜻이 없게 만들어서 황홀하기가 태허와 같아 혼연무물(渾然無物)하고 혼혼돈돈(混混沌沌)하고 공공탕탕(空空蕩蕩)하여 마치 홍몽미판한 때의 형과 같이 된다. 황홀묘명하기가 그지없고 태극이 아직 분리되기 이전의 형상과 같아지는데, 여기서 오래도록 단련하면 신과 몸이 합일하여 자연히 적멸대정(寂滅大定)으로 돌아가며 양신이 노숙하게 되어 변화무궁해지며 숨고 나타남이 헤아릴 수 없이 되어 형이 저절로 변화한다.

그러면 비단 구 년의 대정만 가능할 뿐 아니라 천만 년의 대정까지도 해나갈 수 있다. 만약 이 법에 따라 백 일간 단련하면 칠백(七魄)[12]이 망형하고 삼시(三尸)[13]가 종적을 감추며 육적(六賊)이 잠잠해지고 십마(十魔)가 멀리 도망가 숨어버린다.

---

12) 칠백(七魄) : 우리 몸 속에서 정(精)을 따라 출입하는 일곱 가지 독귀, 곧 시구(尸拘), 복시(伏矢), 작음(雀陰), 탄적(吞賊), 비독(非毒), 제예(除穢), 취폐(臭肺)이다.
13) 삼시(三尸) : 팽거(彭琚), 팽질(彭瓆), 팽교(彭玖). 상시인 팽거는 옥침관에 살면서 상초의 선악을 관장하고 신을 갉아먹는다. 중시는 팽질로서 협척관에 살면서 중초의 선악을 관장하며 기를 갉아먹는다. 하시는 팽교로서 미려관에 살면서 하초의 선악을 관장하고 정을 갉아먹는다. 매 경신일, 갑자일에 강제에게 올라가 선악을 아뢴다.

만약 다시 공을 단련하기를 천 일을 더하면 사지와 전신이 엄연하게 수정같이 되며 겉과 속이 영롱해져서 내외가 투철해진다. 그러면 심화(心花)가 찬란해지고 영광(靈光)이 현현한다.

영광이란 곧 혜광(慧光)을 말한다.

그러므로 말하기를 혜광이 생기면 꽃이 활짝 피는 것을 느끼게 된다 하였다.

혜광이 활짝 피는 것을 느낀다고 하는 것은 아주 미세한 정도까지 들어가서 도와 하나가 되어 연형하지 않으면 일어나지 않는다.

그러므로 『생신경(生神經)』에 이르기를 "몸과 신이 하나로 어울리면 진신(眞身)이 되며, 몸이 신과 합하면 형이 도를 따라 통하게 된다. 따라서 숨으면 형이 신과 합하여 견고해지며, 드러내면 신이 기와 합치는데 물이나 불 속을 거닐어도 장애를 받지 않으며 해와 달에 노출되어도 그림자가 없으며 오망재기(吾亡在己)[14]하고 무시로 출입할 수 있으며, 혹은 형체를 남겨두어서 세상에 머무르기도 하고 혹은 질을 벗어나서 승선하기도 한다"고 했다.

백일하에 시체를 날아다니게 한 사람이 있으니 황제(黃帝)를 두고 한 말이다. 또 형체를 남겨두고 오래도록 세상에 머무르는 자가 있으니 팽조(彭祖)를 두고 한 말이다. 또 명을 받들어 천직에 거하는 자가 있으니 장천사(張天師)를 두고 한 말이다. 또 택함을 입어 천궁에 올

---

14) 오망재기(吾亡在己) : 죽음이 내 마음에 달렸으니, 내 마음대로 죽고 싶으면 죽고 살고 싶으면 살게 되는 것.

라간 자가 있으니 허정양(許旌陽)을 이르는 말이다. 또 병에 걸려 죽는 것처럼 보인 자가 있으니 왕중양(王重陽)을 이르는 말이다. 또 관직을 받아서 신하로 있던 자가 있으니 동방삭(東方朔)을 두고 한 말이다. 노자(老子)에 이르러서 주사(柱史)15)가 되었고, 신견(辛鉼)은 대부가 되었으며, 윤희(尹喜)는 관령(關令)16)이 되었고, 백구(伯矩)는 향사(鄕士)가 되었다. 또 당전(唐典)은 비릉(毘陵)에 은거했으며, 자휴(子休)는 칠원(漆園)을 다스리면서 후제(候帝)의 스승 노릇을 했으며, 사호(四皓)는 한(漢)나라 혜왕(惠王)을 보좌했으며, 구생(仇生)은 은(殷)나라에서 벼슬했고, 보광(輔光)은 한(漢)나라에서 벼슬했다. 또 마단(馬丹)은 진(晋)에서 벼슬했고, 해섬(海蟾)은 연(燕)나라에서 벼슬했다. 정양(正陽)은 관직을 포기했으며, 순양(純陽)은 천거에 응하여 항상 채찍을 갖고 다녔다. 금고(琴高)는 홀(笏)을 지녔는데 이러한 사람이 많아서 일일이 열거할 수 없을 정도이다.

아, 신선들의 은현(隱顯)17)하고 거류(去留)18)함이 이러하니 어찌 세상의 범부들이 그 정도를 헤아릴 수 있으랴. 더욱이 허를 빙자하여 바람을 다스리는 열자(列子)가 있는가 하면 심지어는 갈대촉을 꺾어 강을 건너가는 달마(達摩)도 있다. 질을 연마하여 연형하는 공이 아니면 어찌 이같이 몸을 가볍게 들어올려서 형신구묘(形神具妙)해지는 도를 펼 수가 있으랴. 좌탈입망(坐脫立亡)하는 자가 아니면 어찌 알

---

15) 주사(柱史) : 주하사(柱下史)의 약칭. 주(周)나라 때 도서관리를 맡아보던 사람. 노자가 주나라의 장서실을 관리했으므로 특히 노자를 일컫는다.
16) 관령(關令) : 관윤(關尹)의 다른 말. 벼슬아치의 우두머리.
17) 은현(隱顯) : 숨어 은거하거나 그 모습을 나타냄.
18) 거류(去留) : 사라져 버리거나 세상에 머무름.

수 있으랴. 이러하니 몸 속에 던져져서 입신(入身)하는 신세를 면치 못하는 것이다.

그러므로 선불(仙佛)을 배우는 부류가 연신(煉神)하기만을 묘하게 여기고 연형(煉形)하는 것을 중요시할 줄 모르면 이는 청령선화(淸靈善化)하는 귀(鬼)에 불과할 뿐이다. 어찌 고선(高仙)에 비할 수 있겠는가. 대개 온양연형하여 피차에 구분이 없는데, 그렇게 양쪽 중 한 쪽만을 밝힌다면 이는 실로 한 개의 도리일 뿐이다.

무릇 대도라는 것은 동과 정이 있는 바, 정(靜)한 때에는 온양하고 동(動)하게 되면 행공을 하는 것이다. 십 개월간 태를 양육하고 3년간 양신을 키우는 것은 이른바 소정(小定)하여 온양하는 것이니 유위(有爲)한 화(火)가 있다고 하며, 구재로 연형하고 천재(千載)로 적멸하는 것을 대정(大定) 온양이라 하는데, 이는 무위(無爲)로 오로지 전념하는 것이다.

무릇 선도를 닦는 데에는 처음부터 마지막까지 온양을 주로 하며 용화(用火)하는 것은 객으로 삼는다. 연형(煉形)은 원신(元神)의 화를 가지고 형해(形骸)를 훈증하는 것인데, 오래도록 단련하면 형이 화하여 기로 되는 것이니 이 역시 온양(溫養)이라 한다.

신을 양육하는 것은 내공이 되며 형을 단련하는 것은 외공이 되는데, 내외공을 겸하여 수련하는 것은 서로 위배되는 것이 아니며, 십일간 공부를 쉬지 않고 하여 현애살수(懸崖撒手)[19]할 때 자연히 언어도단(言語道斷)하며 심사노절(心思路絶)해져서, 두 가지를 모두 잊을 수가 있으면 색과 공이 다같이 어두워 멸해져서 정체되거나 장애가

---

19) 현애살수(懸崖撒手) : 낭떠러지에 매달려 손을 놓는 것.

없어지고 오염도 안 되고 집착도 없어져, 몸이 마치 기러기가 나는 듯하여 조롱 속에 가두어 둘 수가 없게 되며 마음은 마치 연꽃같이 물 속에 있지 않게 되고 그 빛이 아주 깨끗해서 소소쇄쇄(瀟瀟灑灑)[20]해져서 등등임운(騰騰任運)[21]하기를 마치 무위무사한 듯이 하며 소요자재하는 한가한 사람과 같이 된다.

만약 구년면벽하는 공이 없으면, 신선이라고는 할 수 있으나 천선의 지위에는 오를 수 없다.

    중희(衆喜) 진인은 말하기를 구년면벽을 하는 행공이 없으면 신이 되려다 그만두는 것이니 신이 아니다. 그 마음으로 무심하게 하면 불이 불이 아니게 되고 그 뜻으로 무의(無意)하게 하면 태허에 있게 되고 혼혼돈돈하기를 마치 홍몽하여 영아가 어머니 뱃속 한가운데에 있는 듯하며 천지인아가 모두 허해져서 있음을 알지 못한 상태에서 순양한 성(性)의 바다를 단련하면서 상단전을 계속 적조한다. 잠시도 떨어지지 않고 오래도록 양신을 단련하여 충분히 노숙하게 할 것이다. 그런 후에 적멸하여 대정으로 들어가면 천만 년을 보내는 것도 불가능한 일이 아니다. 진박(陳搏)이 한번 입정함으로써 천 년을 보냈고 강수(姜壽)는 삼만 육천 년을 보내고 천정(天定)을 깨고 나온 때가 요임금 때였는데 영으로 화하여 후세에 장과로(張果老) 선생이라고 불렀다.

    만약 면벽공이 부족하면 다만 산에서 이루어진 신선일 뿐이다. 연형하는 데에 행공이 조금밖에 되지 않으면 대라천선존(大羅天仙尊)을 이루기 어렵다. 또 코끝에 흰 것이 생기도록 항상 단련해야 하며 아주 묘명하여 허령을 깨닫고 법력이 커져서 신통이 드러나도

---

20) 소소쇄쇄(瀟瀟灑灑) : 비와서 산뜻하고 깨끗해짐.
21) 등등임운(騰騰任運) : 뛰어오르고 달리는 것을 임의대로 행함.

록 단련해야 한다.

 그러면 천변만화를 하늘 밖에까지 행하며 이처럼 신통하게 되면 다시 단련하지 않고도 성광을 도로 거두어들여 진(眞)을 반조(返照)한다. 형과 색상을 변화시켜 심인(心印)까지 멸하며 허공분쇄하여 형이 나타나지 않으면 한 조각 눈부신 빛이 법계를 두루 비추게 된다. 이는 마치 해와 달이 영구히 밝은 것과 같아서 생멸하지 않으며, 오고 가는 것이 없어서 만만의 겁 중에서 불괴(不壞)의 몸이 되는 것이다.

허공분쇄도(虛空粉碎圖)

虛空粉粹圖

一片光輝周法界　　　虛空朗照天心耀
圓陀陀　　日月雖明難比其光　光灼灼
儒名　義精仁熟　　形神俱妙
　　　　　　　釋名　湼槃大覺
本來面目　　　　　　　　最上一乘
不生不滅　　　　雲散碧空山色淨
一性圓明　　　　亘古不壞
無去無來　　　　慧月禪定月輪孤
圓覺眞性
　　　　　　　性命皆了
道名　七返九還　　　　總名　無聲無臭
　　　金液大丹　　　　　　　清淨法身
　　　與道合眞
淨倮倮　　　　　　　　　　　赤洒洒
　　　乾坤雖大難籠其體
雙忘寂淨最靈虛
　　　　　海水澄淸潭月溶

허공분쇄도(虛空粉碎圖)

원타타(圓陀陀) 광작작(光灼灼)[1] 정라라(淨倮倮) 적쇄쇄(赤洒洒)[2]

한 조각 광취가 법계를 두루 비추고
허공을 명랑하게 비추니 천심이 밝구나.
안과 밖을 두루 잊어 적정하니 영허하기 그지없네.
바닷물이 깨끗하니 연못에 달 그림자가 맑게 비치네.

일월이 비록 밝다 하나 그 빛에 비할 바가 아니며
건곤이 비록 크다 하나 그 몸을 가둘 수가 없네.

유교에서 바른 정과 완숙한 어짊으로도 알아보지 못하는 신이라 이름했네.
불교에서는 최상일승의 열반대각이라 이름했네.
도가에서는 칠반구환(七返九還)[3] 금액대단(金液大丹)[4]이라 했네.

---

1) 원타타(圓陀陀) 광작작(光灼灼) : 원타타는 원타타지(圓陀陀地)의 줄임말. 구슬같이 둥글고 아름답기 그지없음. 광작작은 빛이 밝아서 훤한 모양.

2) 정라라(淨倮倮) 적쇄쇄(赤洒洒) : 정라라는 벌거벗어 하나도 걸친 것이 없어서 알몸둥이처럼 깨끗한 모양. 적쇄쇄는 적려려(赤灑灑)와 같은 글자로서 적(赤)은 공(空)을 말한다. 쇄쇄는 청정하여 물들지 않은 것, 즉 아무것에도 구애받지 않고 자유자재한 것을 말한다.

3) 칠반구환(七返九還) : 칠(七)은 화(火)의 성수(成數)로서 신(神)은 화(火)에 속한다. 신(神)을 단련하여 허(虛)로 돌아가는 것이 칠반(七返)이다. 구(九)는 금(金)의 성수로서 금(金)은 정(情)에 속한다. 정(情)을 성(性)으로 돌이키는 것을 구환(九還)

유·불·선 삼교를 통틀어 말하기를 소리도 냄새도 없는 맑고도 깨끗한 법신이라 했네.

본래면목 : 본래부터 변치 않는 참모습.
원각진성 : 원만히 깨달은 참된 성품.
음양혼화 : 음양이 합하여 한 덩이로 된 것.
성명개료 : 성과 명을 모두 요달해 마침.

불생불멸하며 일성원명하여 오고감이 없구나.
구름이 흩어지니 푸른 창공에 산색이 맑구나.
영원토록 부서지지 않으며
지혜가 선정으로 돌아오니 둥근 달만 홀로 비추네.

형(形)과 신(神)이 모두 현묘하니
도(道)와 진(眞)이 서로 합하네.

이라 한다.
4) 금액대단(金液大丹) : 허에 응신하고 아득한 중에 그 기와 합쳐서 호흡이 끊어지도록 단련하면 원식(元息)이 생겨서 현빈(玄牝)이 열린다. 겉으로는 하단전 천근(天根)에 접하고 안으로는 상단전 지축(地軸)에 접한다. 그리하여 배꼽과 배 사이에 한 개의 구멍이 홀연히 열리면 온 몸의 털구멍이 빠짐없이 모두 열린다. 신을 단련하여 명을 요달하는 것이 금액대단이다.

허공분쇄구결(虛空粉碎口訣)

　성인께서 이르기를 "몸 밖에 몸이 있어도 아직은 기특한 것이 아니다. 오직 허공분쇄해야 비로소 전진(全眞)한 것이다"라고 했다. 그러므로 소강절(邵康節)은 말하기를 "성인은 태허와 체(體)가 같으며 천지와 더불어 그 용(用)을 같이한다"고 했다.

　요즘 사람은 의로운 것을 구하기는 하나 얻지 못한다. 이에 억지로 말하기를 "태허한 체를 입어서야 체가 되며 천지의 용을 써야 용이 된다"고 한다. 이는 마치 유리창 너머로 태양을 바라보는 것 같아서 태양빛의 그림자만 보는 것이다. 만약 태허한 체를 입어야 체가 된다고 말하는 것은 마치 태허라는 것이 실재하고 있어서 체에 찰싹 달라붙어 있는 것으로 생각하는 모양인데 이런 것을 어찌 태허라 하겠는가? 만약 천지의 용을 사용해야 용이 된다고 하면 이는 곧 천지에 그러한 용이 실재하고 있어서 쓰고 싶은 대로 용이 나오는 것처럼 인식하게 된다. 어찌 실제로 천지를 그렇게 할 수 있단 말인가?

　그러므로 태허가 그 자신이 체를 갖고 있음을 알 것인가? 아니면 그 체가 있음을 자신이 알지 못할 것인가? 또 천지가 그 자신이 그러한 용을 가지고 있음을 알고 있는지, 아니면 그 자신이 그런 용을 가지고 있는 줄 모르고 있는 것인가? 무릇 태허라는 것은 체를 가지고 있다는 사실을 모르고 있는 것이며 또 천지의 용은 태허의 체 속에 있는 것이다. 무릇 천지가 용을 지니고 있음을 모르고 있으면 태허의 체는 천지의 용에 갖추어져 있다. 몸체가 몸체이도록 한다는 것은 곧 그 자체에 있는 쓰임새를 구체화한다는 것이며, 또 그 쓰임새를 유용하게 한다고 하는 것은 곧 그 몸체가 몸체이도록 활용한다는 것이다. 이에 허공분쇄의 경지에 이르러야 비로소 요당(了當)5)하게 되니 어째서 그러한가? 대개 본체는 본래 허공한 까닭이다. 만약 허공상에 집착하게 되면 곧 본체가 아니게 되므로 이르기를 허공의 본을 분쇄한다고 한다. 만약 분쇄한다는 마음에 집착하면 곧 허공이 아니게 되므로 허공이 있음을 모르게 된 다음에야 비로소 태허가 천지의 본체라고 말할 수 있는 것이다. 그러므로 분쇄를 하고 난 후에야 비로소 더 이상 태허한 천지의 허공이 있게 됨을 모를 수 있다. 이러한 정도의 궁극에 다달으면 허공의 본체를 깨뜨려 들여다 본 것이 된다. 그러나 본체는 허공 중에서 평안해질 수가 없다. 『화엄경』에서 말하기를 "법성이 허공과 같아지며 여러 부처들이 그 가운데 머무르게 되는 것이니 이쯤 되면 스스로 도를 알게 된다"고 했다. 허공이 본체가 되며 본체가 곧 허공이 되니 여기서 반드시 좀 더 공부를 더하여 한 단계 위로 올라가야 한다.

---

5) 요당(了當) : 연단하여 극치에 이르도록 하려면 반드시 태허와 동체가 되도록 단련하여 물외조화(物外造化)를 일으키고, 하나를 요달하면 백 가지를 요달해야 다시 얽히는 우환이 없어진다. 이것이 요당인데, 즉 허공을 타파하여 허로써 더 이상 허할 수 없는 상태가 바로 이것이다.

더 나아가서 수궁산진(水窮山盡)6)한 데로 곧바로 도달하면 몸을 바꾸어 백척간두에 이르며 반드시 불생불멸하는 근원에까지 이르게 된다. 그리하여 마침내는 불생불멸하는 깨달음의 피안에 도달하는데 그 한가운데가 바야흐로 지극한 곳이 되니, 이곳은 다름아니라 나를 허로 돌아가게 하여 내가 없는 상태의 나를 회복하는 것에 불과하다. 내가 허로 돌아가고 내가 없는 상태를 회복하는 상태, 즉 반복이라 하는 것은 회기(回機)를 말한다. 그러므로 이르기를 "한 생각을 회기하면 곧 본래를 얻은 것과 같으니 그 구경(究竟)은 사람의 본초(本初)로서 이는 원래의 허무 가운데에서 오는 것이라" 했다.

　허가 화하면 신이 되며 신이 화하면 기가 되고 기가 화하면 형이 되는데, 이같이 순(順)으로 화하면 인간을 생기게 한다. 이제 또 형을 반복하면 기가 되고 기를 반복하면 신이 되며 신을 다시 반복하면 허가 되는 것이니, 이같이 역(逆)으로 화하면 선(仙)을 이룬다.

　고덕(古德)은 이르기를 "어떤 사물이 하늘보다 높아서 하늘을 낳는 것인고? 어떤 사물이 허공보다 커서 허공을 운행하는고?" 했다. 무릇 대도란 허공의 부모이며 허공은 천지를 만들어 내는 부모가 되며 천지는 곧 사람과 사물을 만들어 내는 부모가 되니, 천지는 이같이 광대하므로 능히 만물을 낳으며 허공은 끝이 없어서 능히 천지를 낳을 수 있고, 또 공중(空中)은 불공(不空)하니 능히 허공을 낳는 것이다. 그러기에 말하기를 "천지를 만들고 만물을 만드는 것은 모두가 공중불공(空中不空)한 것에서 이루어지며 이는 유(有)로써 주재하게 된다. 그것이 공중불공한 까닭에 만물의 성(性) 속에까지 깊이 파고들 수 있

---

6) 수궁산진(水窮山盡) : 물이 다하고 산이 다한 경계. 더 이상 갈 곳이 없는 단계.

으며 만물을 주장할 수 있기에 그 방편이 된다. 너희는 공중불공한 것이 능히 만물의 성 속에 깊이 들어가서 만물을 주장하는 것을 방편으로 삼는다고 말하지 않으니 어찌 능히 천지의 성이 깊이 파고들어 가서 만물을 주장하는 것을 방편으로 삼을 수 있겠는가? 또 너희는, 공중불공한데 능히 천지의 성 속에 깊이 들어가서 천지를 주장한다고 말하지 않으니, 어찌 능히 허공의 성 속에 깊이 들어가서 허공을 주장함을 방편으로 삼는다고 하겠는가? 무릇 공중불공이라 함은 대도를 가리키는 것인 바, 이제 연신환허(煉神還虛)하는 제2의 의(義)에 떨어지면 노자의 무상한 지진(至眞)의 도에 이르지 못하며 연허합도(煉虛合道)하는 것이 성제(聖帝)7)의 제1의 의(義)가 되는 것이다. 이것이 곧 부처의 최상일승법(最上一乘法)이다"라고 했다.

또 『화엄경』에 이르기를 "비록 진미래제(盡未來際)8)에 모든 불찰(佛刹)을 편력하면서도 이 묘법을 구하지 못하면 보리를 이루지 못한다"고 했다. 이 법은 오로지 양신을 거듭 단련함으로써 내가 비로자나불(毘盧遮那佛)9)의 성해(性海)로 귀환하는 것이다.

무릇 비로자나불의 성해라고 하는 것은 상단전의 이환궁을 가리킨다. 소위 양신을 거듭 단련할 때면 곧 비로(毘盧)의 정상(頂上)에 일혈(一穴)이 허하게 걸려 있는데, 이는 연신환허하는 상공(翔功)10)이다. 그러므로 허공본체라 이름붙였다.

---

7) 성제(聖帝) : 옥황상제.
8) 진미래제(盡未來際) : 아직 이르지 않은 미래 세계.
9) 비로자나불(毘盧遮那佛) : 불교에서의 최고 부처. 연화장 세계에 살면서 그 몸은 법계에 두루 차서 큰 광명을 내비춘다는 부처. 천태종에서는 법신불이라 부르며 화엄종에서는 보신불이라고 하며 밀교에서는 대일여래라고 부른다.
10) 상공(翔功) : 선회하면서 높이 날아오르는 공법.

앞으로 형을 나누고 그림자를 흩어서 화신하게 되면 본체허공으로 돌아가지 않겠는가.

본체허공이라는 것은 정상(頂上)에 있는 허공한 일혈(一穴)을 가리킨다.

또 장차 본체의 신이 천곡(天谷)의 안으로 완전히 녹아들어 간다.

천곡이란 상단전을 가리킨다.

또 장차 천곡의 신을 조규(祖竅) 한가운데로 거두어들인다.

조규란 중단전과 하단전을 가리킨다.

마치 용이 이마 아래에서 구슬을 키우듯이, 또 학이 둥지에서 알을 품듯이 신중히 보호하고 지켜서 다시 밖으로 빠져나오지 못하게 하고 아울러 앞에서 수련하여 증험한 것은 일제히 무생국(無生國) 속으로 깎아내 버린다.

'무생국 속'이라는 것은 적조한 상태에서 상·중·하 삼전을 허공과 혼융하게 하여 전체를 멸진하게 하는 것을 가리킨다.

멸진정에 의해 적멸하기를 마치 석가가 마갈(摩竭)국에서 방문을 잠그고 숨어 있는 것과 같이 하며, 정명(淨名)이 비야(毘耶)에서 해를 가리는 것과 같이 한다. 이는 자연스런 조화로서 성명(性命)을 돌이키는 것이며, 또 허공을 돌이켜서 거칠 수 없는 데에까지 이르는 것이다. 성명을 회복하고 또 허공을 회복한다는 말은 이같이 기오변화(己

五變(化)¹¹⁾에 이르게 함을 뜻한다. 변하여 더 이상 변할 수 없는 단계에 이르고 화하여 더 이상 화할 수 없는 단계에 이르면, 신령도 통하지 못할 정도로 변화하는 지극한 신인 것이다. 그러므로 신을 백 번 단련하면 더욱 영명해지며 금을 백 번 단련하면 더욱 정미해지는 것이니, 단련하고 또 단련하여 한 개의 화롯불로 허공을 태워 단련하면 조그마한 티끌도 전부 변화시켜 마치 아주 넓은 얼음 호리병이 세계를 비추는 듯해지며 크기는 서미(黍米)¹²⁾만 한데 잠시 사이에 신광이 혈(穴)을 꽉 채우게 되며 양염(陽焰)이 공중으로 솟아 내규(內竅)의 안에서부터 외규의 밖에까지 이른다.

그러므로 한 몸의 큰 구멍은 모두 9개이며 작은 구멍은 8만 4천 개인데, 큰 구멍 사이와 작은 구멍 속 등 모든 구멍에서 신광(神光)이 나와 안과 밖을 환히 밝히며 정수리와 밑바닥까지 꿰뚫는데 있는 것 모두가 다 신광을 가지고 있다. 이는 마치 방 안을 수천 개의 등불이 밝히는 것과 같으며 등불끼리 서로 비추어서 빛줄기마다 서로 간섭하여 사람이나 물건이나 어느 하나도 그 빛 속에서 비추어지지 않는 것이 없다. 이것이 곧 내 몸이며 더 이상 이를 수 없는 경지가 되는데 그러면 천지 사이를 꽉 메워 동쪽 노나라 성인¹³⁾ 정도는 능히 될 뿐

---

11) 기오변화(己五變化) : 몸의 다섯 가지 변화로서 줄여서 오화라고 한다. 첫째로 감궁에서 액이 혈로 변화하고, 둘째로 두 콩팥에서 혈이 정으로 변화하고, 셋째로 하단전에서 정이 기로 변화하고, 넷째로 중단전에서 기가 신으로 변화하며, 다섯째로 상단전에서 신이 허로 변화하는 것을 말한다.
12) 서미(黍米) : 좁쌀처럼 작은 기장쌀. 선도에서는 서미현주라고 부르는데 진연과 진홍이 합성된 진공묘유한 물건. 대단(大丹)은 서미주와 같아서 탈각하면 참된 무위로 되어 사람이 능히 이 약을 먹으면 목숨이 천지와 같이 길어진다.
13) 공자를 가리킴.

만 아니라 강건불굴하여 하늘의 분량도 능히 통어할 수 있는 것이다. 또 신광을 끌어모아 조규 속으로 돌이켜 녹이면 일체 때가 묻지 않으며 멸진정해서 적멸해지고 적멸이 오래가면 신광이 용출하기를 마치 구름 속에서 번갯불이 번쩍이듯 중단전의 구멍에서부터 몸 밖의 구멍을 꿰뚫고 상단전의 구멍과 하단전의 구멍, 또 큰 구멍과 작은 구멍 등 모든 구멍이 신광을 발하게 된다. 그리하여 광명이 막힘 없이 비추어지며 시방세계를 철저히 밝히는데, 위로는 천계(天界)를 밝히고 아래로는 지계(地界)를 밝히며 가운데로는 인계(人界)를 밝혀서 삼계의 안쪽과 곳곳마다 모두 신광을 내게 된다. 이는 마치 진경(秦鏡)[14]이 서로 비추어 제주(帝珠)[15]가 서로를 머금듯이 여러 겹으로 빛을 주고받아서 역력히 일제히 나타나 보이니, 신령이나 귀신이나 어느 것 하나도 이 신광 속에서 비추어지지 않는 것이 없어서 묘함이 지극하여 더 이상 묘할 수 없을 정도까지 된다. 그러면 진사법계에 들어가서 서축 성인(西竺聖人)[16] 정도는 능히 될 뿐만 아니라 비로자나불의 분량을 다하게 된다. 다시 또 신을 끌어모아 빛을 발하여 조규 속으로 돌이켜 녹이면 일체가 때묻지 않고, 멸진정에 의해 오래도록 적멸하면 육룡(六龍)[17]이 변하여 순전하게 된다. 그러면 신광이 사리광(舍利光)으로 되어 마치 태양처럼 혁혁(赫赫)한 것이 조규 안에서 솟듯이 튀어나와서 만 갈래의 빛살로 화하며 곧바로 구천(九天)에까지 꿰뚫어 올라간다.

---

14) 진경(秦鏡) : 진시황이 궁전에 걸어둔 거울. 사람의 내심까지 비췄다 한다.
15) 제주(帝珠) : 황제가 가진 구슬.
16) 석가를 가리킴.
17) 육용(六龍) : 육근(六根)을 말함.

수천 개의 태양이 떠오르듯이 대광명을 나투며 삼천 대천(大千) 세계를 널리 비추니 이것이 성(聖)이며 현(賢)인 것이다. 삼라만상이 모조리 사리광 속에서 드러나지 않는 것이 없다. 그래서 대각(大覺) 선사는 말하기를 "한 개의 사리광이 밝기가 그지없어서 억만의 무궁겁을 남김없이 비추며 대천세계를 모조리 귀의시키고 삼십 삼천을 두루 거두어 다스리는데, 사리광이 이미 삼천 대천 세계의 안을 꽉 채웠어도 그 분량이 아직 다하지 않았으니 다시 삼천 대천 세계 속을 무량보광이 되도록 회복한 다음 거기서 곧바로 극락세계에까지 꽉 채우도록 해야 한다. 그런 다음 가사당계(袈裟幢界)18)를 올라간 뒤 음성륜계(音聲輪界)19)에 올라가서 또 다시 승연화계(勝蓮華界)20)에까지 곧바로 올라가 현승여래(賢勝如來)21)와 만날 수 있어야 한다. 무시(無始)에서부터 분리되어 오늘날에 이르러 바야흐로 겨우 얼굴을 맞대하여 피차간에 사리광을 주고받음으로써 일체로 합치게 된다. 그러면 여여자연(如如自然)하여 끝이 없을 만큼 넓어진다"고 했다.

이는 경전의 게송에서 이르듯이 "모든 부처가 하나의 대원경(大圓鏡)과 같아지며 내 몸이 마니주(摩尼珠)와 같아져서 모든 부처의 법신이 내 몸으로 들어오며 내 몸은 항상 여러 부처의 몸 안으로 들어가게 된다"고 했다.

---

18) 가사당계(袈裟幢界) : 탐·진·치 삼독을 완전히 초월한 존재들이 사는 세계. 여기에서 사람 몸을 비유하면 어깨 정도가 된다.
19) 음성륜계(音聲輪界) : 우주의 모든 소리의 근원이 되는 세계. 사람 몸에 비유하면 목에 해당된다.
20) 승연화계(勝蓮華界) : 모든 연화계 중에 가장 뛰어난 세계. 사람 몸에서 두부에 해당된다.
21) 현승여래(賢勝如來) : 가장 오래된 여래. 최상의 덕과 지혜를 가졌다고 함.

오조홍인(五祖弘忍)은 이르기를 "일불(一佛), 이불, 천만불이 모두가 다 자심(自心)과 다르지 않은 것이 되며 지난해의 친종선근(親種善根)22)이 와서 오늘에 의연하게 그 힘을 발휘한다"고 했다.

또 하택 선사는 말하기를 "본래 면목이 곧 진여(眞如)이며 사리광 중에서 그것을 인득(認得)하며 만 겁 동안에 풀지 못한 화두를 이제야 깨닫게 되어 바야흐로 자성(自性)이 곧 문수(文殊)임을 알게 되면서 자성이 청정해지면 곧 무구불(無垢佛)이며, 자성이 여여해지면 곧 자재불(自在佛)이며, 자성이 불매해지면 광명불(光明佛)이 된다. 자성이 견고해지면 불괴불(佛壞佛)이 된다. 이 같은 각각의 여러 부처는 자신이 모두 가지고 있는 것이며 말로 다할 수 없어서 다만 일성(一性)이 된다"고 했다.

성(性)은 곧 심(心)이요 심이 곧 불(佛)이다. 새로 부처를 이루었다 해도 그것은 이미 오래 전에 이룬 것이어서 다른 두 몸이 아니며 보신(報身)이 곧 법신(法身)이 되어 모양을 나타내는 상과 같이 된다. 상의 근본은 오래 전에 이루어진 것이어서 원래 하나로서 다른 것이 아니며, 옛 부처가 새로이 이루어지는 것도 역시 형이 두 개인 것이 아니니 법신이 곧 보신이 된 것으로 마치 금으로 이루어진 상과 같다.

옛날에는 아직 금으로 상을 만들지 않았으나 이제 이미 상을 이루었으니 여러 부처가 상을 갖고 있는 금선(金仙)이 된다. 중생은 아직 상을 이루지 않은 금광석(金鑛石)과 같아서 이루어진 것도 있고 아직 이루어지지 않은 것도 있는데, 전후로 그 차례가 나누어진 것일 뿐이다. 그런즉 황금의 몸은 그 시작과 끝이 있지만 본래 차별은 없다.

---

22) 친종선근(親種善根) : 자신이 뿌린 선한 인연의 씨앗.

그러므로 『원각경(圓覺經)』에 이르기를 "이미 황금을 이루었으면 다시 광석이 되지 않으며 무궁겁을 지나도 그 황금의 성질이 변하지 않으니 원래 그 황금의 성질은 사람마다 본래 갖춘 것으로 누구나 다 갖추었으며 시방중생에 이르러서 모두가 자신이 본래 금강불성이며 천지만물이 나의 여래한 법신을 함유한다. 이러한 지위에 이르러서 바야흐로 천지가 나와 동근(同根)임을 알게 되며 만물이 나와 더불어 일체(一體)임을 알게 되고, 법계가 두루 하나의 여래장(如來藏)이며 대지가 다 하나의 법왕신(法王身)이라서 실제가 차별이 없어져 삼세불과 더불어 일시에 성도(成道)하게 된다. 진공평등하여 모두 열 가지 종류가 생겨나는데 태양과 한 가지로 열반이며 법신의 크기는 허공으로 그 체(體)를 가두어 두기가 어려우며, 또 진심(眞心)의 묘함이야말로 신령과 귀신이라도 그 낌새를 측량할 수가 없다. 궁미래제(窮米來際)23)가 하루가 되며 진미진해(盡微塵海)24) 한 순간이 되어 앞 시대는 과거가 되고 뒤 시대는 지금이 되니, 이같이 하여 총지(總持)25) 아님이 없다. 위로는 하늘에서 아래로는 땅에서 그것으로 꽉 차지 않은 곳이 없게 된다"고 했다.

　이조혜가(二祖慧可)가 말하기를 "홀홀륜륜(囫囫圇圇)26)이 이것을 만들어 내고 세세생생(世世生生)에 변천하지 않는구나"라고 했다.

　태상(太上)께서 말하기를 "천지가 깨어진다 해도 이것만은 깨어지

---

23) 궁미래제(窮未來際) : 미래의 시간이 다할 정도로 오랜 시간.
24) 진미진해(盡微塵海) : 작은 진흙 알갱이의 바다도 모두 다 없어질 때까지 걸리는 긴 시간.
25) 총지(總持) : 다라니. 모든 것을 통어하는 대법칙.
26) 홀홀륜륜(囫囫圇圇) : 결함없는 온전한 덩어리.

지 않는다"고 했다. 또 이것은 진아(眞我)이자 진여(眞如)이고 진성명(眞性命)이자 진본체(眞本體)이며, 또 진허공(眞虛空), 진실상(眞實相), 보리도량(菩提道場), 열반실지(涅槃實地), 불구부정(不垢不淨), 비색비공(非色非空), 자각성지(自覺聖智), 무상법륜(無上法輪)일 뿐만 아니라 본성허무(本性虛無)로서 허무실체(虛無實體)이며, 또 상주진심(常住眞心)으로 진심자재(眞心自在)이며 불지묘용(佛之妙用)으로 쾌락무량(快樂無量)이며 번뇌업정(煩惱業淨)으로 본래공적(本來空寂)이며 일체인과(一切因果)인데 모두 몽환임을 알게 된다. 또 이것은 생멸멸기(生滅滅已)로서 적멸을 낙으로 삼고 금강불변하여 부서지지 않는 진체이며, 또 무구불생불멸(無垢不生不滅)하는 원신(元神)이며, 또 양을 헤아릴 수 없어 불가사의한 것으로 가없는 공덕이며, 무량복수불(無量福壽佛)이며, 청정법신(淸淨法身)이며, 원만보신(圓滿報身)이며, 백억화신(百億化身)하는 비로자나불인 것이다.

　　게송
　　천상천하에 부처 같은 분 없으며
　　시방세계에 역시 비할 바 없네
　　시방세계에 있는 모든 것을 내가 다 보았는데
　　일체 모두 부처 같은 것이 없어라.

복지명산법기도(福地名山法器圖)

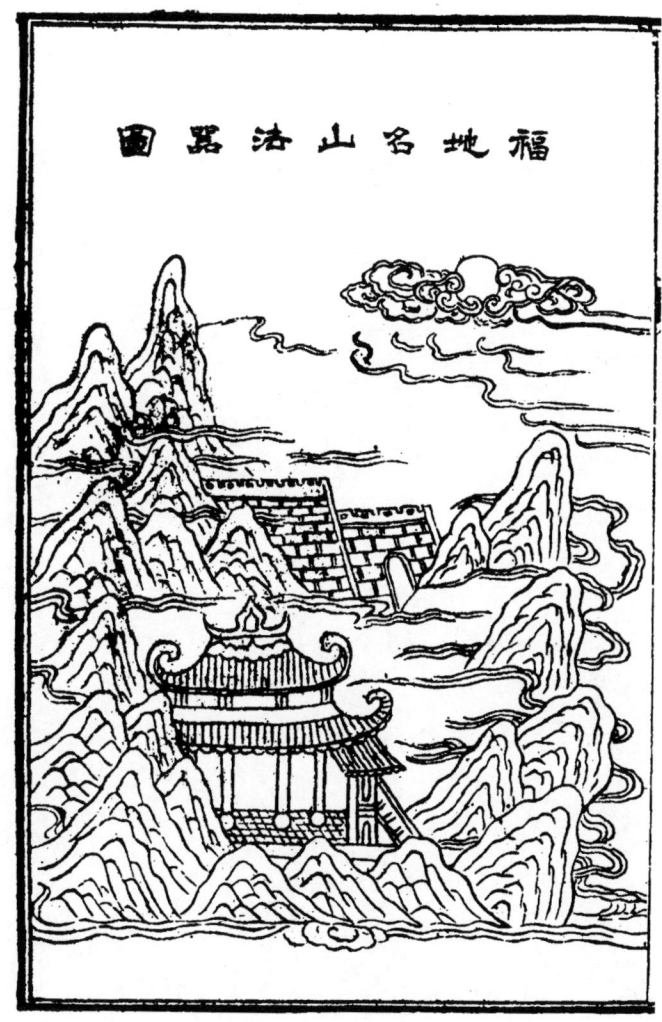

수도외호사설(修道外護事說)

옛 성인의 말에 수도자라면 반드시 먼저 오륜(五倫)을 두터이 해야 한다고 말했다.

오륜이란 군신(君臣)·부자(父子)·형제(兄弟)·부부(夫婦)·붕우(朋友)를 가리킨다. 오륜 사이에 반드시 먼저 효제(孝弟)·충신(忠信)·예의(禮義)·염치(廉恥)·인자(仁慈)·지용(智勇)·절렬(節烈)·정량(貞良)하는 도를 두텁고 중후하게 해야 하니, 이른바 부처와 성인의 근기가 되는 것이다.

이로써 널리 음덕을 쌓을 것이다.

음덕이란 남이 보지 않는 곳에서 내가 좋은 일을 많이 행하는 것을 말하는데, 그러므로 음덕을 널리 베풀어야 한다고 했다.

날마다 천률(天律)을 암송하고 공과격(功過格)을 행하라고 했다.

천률(天律)이란 태상감응편(太上感應篇)의 문제음즐문(文帝陰騭文)에 나오는 관성각세경(關聖覺世經)을 말한다. 공과격(功過格)이라는 것은 태미선군공과격(太微仙君功過格)과 문창제군공과격(文昌帝君功過格) 및 옥황상제옥력초전(玉皇上帝玉歷鈔傳)에 나오는 석영부군공과격행(石英夫君功過格行)이 있다. 이런 등등의 책은 곧 선을 닦고 덕을 쌓으며 공을 행하고 잘못을 살피는 것에 관한 책이다. 이를 매일 읊조리면서 매사에 실행해 나가며 자기의 과오를 반성하며 자기의 선과 쌓기를 오래도록 게을리 하지 않으면 신선이 되기를 바라볼 수 있다. 그러므로 고선(古仙)은 말하기를 "공행 팔백에 대라주객(大羅做客)이며, 공행 삼천에 대라주선(大蘿做仙)이 된다"고 했다. 대개 도와 덕은 마치 새와 날개의 관계와 같다. 또 행과 공은 마치 눈과 발과의 관계와 같다. 물고기에게는 샘이 필요하며 선박은 물이 필요한 것과 같아서 어느 하나도 작게 여기지 말고 행해야 한다.

종리권은 말하기를 "공력만 있고 실행이 없으면 발이 없는 것과 같고 실행이 있으면서 공력이 없으면 눈이 불완전하다. 공력과 실행 두 가지가 다 원만하여 눈과 발이 완비되었다면 누가 신선이 못 된다고 말할 수 있으랴"라고 했다. 이래서 옛 선성(仙聖)은 금단사(金丹事)를 이루고 온양사(溫養事)를 끝내고 난 뒤에, 인간 속에 유희하면서 화광혼속(和光混俗)[1]하여 역량에 맞게 공을 세우고 방편을 써서 어려움을 해결했다. 또 위험에 빠진 사람을 도와주고 액난에서 구제해 주고 남모르게 널리 구제해 주며 우매한 무리를 널리 제도해 주고 또 후학들을 잘 인도해 주면, 도의 입장에서 공이 있고 인간의 입장에서 행이 있게 되어 공과 행이 만족되므로 잠복하여 때를 기다릴 것이다. 다만 천서(天書)가 내려와 가르쳐 주며 옥녀(玉女)가 다가와 영접해 주기를 기다렸다가 안개를 타고 구름 위로 올라가 삼청의 극락승경(極樂勝境)에 곧바로 들어간다.

---

1) 화광혼속(和光混俗) : 자신의 재주와 덕을 드러내지 않고 속세에 머물러 적덕선행을 하는 것. 범부의 은둔은 산속에서 하며 신선의 은둔은 세속에서 한다.

『오진편(悟眞篇)』에 이르기를 "덕행을 닦아 팔백을 넘어서고 음공 쌓기를 삼천을 채우면 보부(寶符)[2]가 내려와서 칙명을 받으며 봉란 가마를 사뿐히 타고 하늘로 올라간다"고 했다.

모든 도서(道書)를 수집하여 널리 읽어 통달해야 한다.

무릇 도서라 하는 것은 그 명칭이 매우 많은 법이며 그 주석 또한 한결같지 않다. 『오진편』을 예로 들건대 직주(直註), 삼주(三註), 사주(四註)가 있는가 하면 『황정경(黃庭經)』도 내경(內景), 외경(外景), 주해(註解)가 있다.

『도덕경(道德經)』, 『금강경(金剛經)』, 『대동경(大洞經)』, 『일월경(日月經)』, 『지원편(指元篇)』, 『참동계(參同契)』, 『참허편(參虛篇)』, 『음부경(陰符經)』, 『중화집(中和集)』, 『청정경(淸靜經)』, 『입약경(入藥鏡)』, 『양진집(養眞集)』, 『채약가(採藥歌)』, 『전도집(傳道集)』, 『숭정편(崇正篇)』, 『환금편(還金篇)』, 『주옥가(珠玉歌)』, 『금벽경(金碧經)』, 『초양경(樵陽經)』, 『철준도(鐵錢도)』, 『태현경(太玄經)』, 『원도가(原道歌)』, 『옥황심경(玉皇心經)』, 『관음심경(觀音心經)』, 『준성연원(濬性淵源)』, 『솔성천미(率性闡微)』, 『도언정의(道言精義)』, 『중희조언(衆喜粗言)』, 『금단진전(金丹眞傳)』, 『수도진전(修道眞傳)』, 『금단사백자(金丹四百字)』, 『화기육백편(火記六百篇)』, 『천기정법(天機正法)』, 『천선정리(天仙正理)』, 『성명규지(性命圭旨)』, 『선불합종(仙佛合宗)』, 『금선증론(金仙證論)』, 『혜명진경(慧命眞經)』 등 이상에 열거한 책에는 모두 주해가 있으니 책방에 가서 찾아내어 구입한 후 자세히 숙독할 것이다.

내가 『수도전지(修道全指)』를 꾸몄으니 원컨대 보기를 바란다.

---

2) 보부(寶符) : 보배로운 신부(信符).

밝은 스승을 찾아 인사하면 진가(眞假)를 알아낼 수 있으니 옳은 도이면 즉시 들어가고 도가 아니면 물리치는 것이 좋다.

옳은 도란, 스승이 그 구결을 지시할 때 그것을 잘 분석해 보면 이 책의 내용과 상합하는데, 그러면 이는 진전정도(眞傳正道)가 된다. 그러면 즉시 입문하여 수행하면 성공할 수 있다. 도가 아닌 것은 스승이 그 구결을 지시할 때 그것을 잘 분석해 보면 이 책의 차례와 순서에 비추어서 혼란스럽게 어긋나 있다. 이는 필시 방문외도(傍門外道)인 고로 물리치는 것이 좋으며 수련해도 성공하지 못한다.

반드시 깨끗한 명산을 택해야 바야흐로 정신(正神)의 보호와 도움을 받게 된다.

대개 깨끗한 명산이란 포박자(抱朴子)가 지은 『선경(仙經)』에서 말한 대로 수행하기 위해 안거할 수 있는 곳이다. 화산(華山), 태산(泰山), 곽산(霍山), 항산(恒山), 숭산(嵩山), 소실산(小室山), 장산(長山), 태백산(太白山), 종남산(終南山), 여궤산(女几山), 지자산(地肺山), 왕옥산(王屋山), 포독산(抱犢山), 안구산(安邱山), 잠산(潛山), 청성산(靑城山), 아미산(峨眉山), 수산(綏山), 운대산(雲臺山), 나부산(羅浮山), 양가산(陽駕山), 황금산(黃金山), 별조산(鼈祖山), 대소천태산(大小天台山), 괄창산(括蒼山), 사망산(四望山), 개죽산(蓋竹山)으로서 모두 정신(正神)이 그 산중에 있기 때문에 도를 가진 사람이 살면 산신이 도와 복을 준다. 그러나 또 노군(老君)께서 이른 바, 여러 소소한 산 속에 사는 것은 좋지가 않다. 금액신단(金液神丹)을 만드는 데에 정신(正神)은 없고 주로 나무나 돌의 요정 및 오래 묵은 물건이나 흡혈귀 따위가 많이 있다면 이는 모두 사악한 기운으로서 사람에게 복을 주지 않고 도리어 화액만 줄 뿐이다.

세 사람의 벗을 동지로 선택하여 입실하여 함께 공부할 반려로 삼는다.

동지라 함은 그 심지(心志)가 나와 같은 것을 말한다. 나의 마음은 오륜을 온전히 하며 음공 쌓기를 기뻐하며 오계(五戒)를 지켜가며 도덕을 익히고 고행을 게을리 하지 않는데, 그 사람 마음 역시 이와 같으면 동지라 할 수 있다.

집과 방은 높고 크지 않아야 시비를 야기하지 않는다.

무릇 집이나 방이 높고 크면 도적을 피하기 어렵고 결국 도적이 은거할 소굴을 제공하는 화액을 면치 못하므로 좋지 않다. 겨우 세 명 내지 다섯 명이 살 수 있는 공간으로 비바람을 막을 수 있을 정도면 족하다.

담장과 벽은 반드시 견고하고 두터워야 악충(惡蟲)을 피할 수 있다.

전답을 사용하더라도 석회를 구워서 견고하게 하면 뱀이나 벌레, 쥐 등이 침입하는 우환을 없앨 수 있다.

도시의 번화가에 가깝도록 하여 일용식물 등을 구입하기 편리한 곳을 찾고 싶어한다.

도시가 너무 멀리 있으면 물건을 구입하기가 분주하고 어렵다. 또한 호법(護法)하는 사람을 많이 두면 소란스럽고 조용하지 못할까 두렵다.

반드시 숲이나 오래된 무덤을 멀리하며 새소리, 바람소리, 음기가 완전히 끊어지도록 해야 할 것이다.

> 숲이 많아서 바람소리, 새소리가 나면 사람을 놀라게 하며 마음을 조용하지 못하게 한다. 또 오래된 무덤이 많이 있으면 음기나 마귀, 방자한 사람이 있어서 혼백이 불안해진다.

책걸상 아래위에 법기(法器)를 비치해 둠으로써 외마가 와서 소란 피우는 것을 방비해야 한다.

> 책상 아래에는 웅황(雄黃) 한 근을 비치하여 사기를 쫓아야 한다. 또 책상 옆에는 그 도방(桃梆)3)과 칼 두 개를 걸어서 외마를 쫓아내며, 책상 안에는 고경(古鏡) 한 개를 걸어두어서 마귀가 거울 속에 나타나는 즉시 원형이 나타나 보이게 한다.

낮에는 창으로 빛을 조절하고 밤에는 등불을 켜서 명암이 적당하게 함으로써 혼백을 안정시켜 손상되지 않게 한다.

> 너무 밝으면 백(魄)이 손상하고 너무 어두우면 혼(魂)이 상한다.

앉을 자리는 요를 두터이 깔 것이며 음식은 담백해야 한다.

> 요를 두텁게 해서 앉으면 번심(煩心)이 나지 않으며 또 담백하게 먹으면 질병이 나지 않는다.

---

3) 도방(桃梆) : 복숭아나무로 만든 목탁이나 목어(木魚).

차는 정결하게 하며 양념은 때에 맞추어 사용해야 한다.

다기가 정결하면 오장의 찌꺼기를 말끔히 세척하며 간장이나 식초나 기름이나 소금의 맛은 수시로 필요한 용도에 맞추어야 한다. 절대로 번거롭게 하지 말 것이며 도를 꾀할 뿐 음식 먹는 데에 신경을 쓰지 말아야 한다.

술과 자극성 있는 음식을 항상 경계하며 아주 맵거나 쓰거나 짠 것을 지나치게 먹지 말아야 한다.

옛날 신선 부처는 단것과 술, 매운 음식과 여러 가지 향(香), 오신채를 금계로 삼았다. 대개 술이 들어가면 성(性)을 혼미하게 하고 피를 상하게 하며, 매운 것은 장부에 탁기가 생기게 하여 찌꺼기를 남기며, 향(香)은 기를 흩으며, 오신채는 음정(淫精)이 생겨나게 한다. 대개 재계(齋戒)한다는 것은 도의 근본이며 덕의 기둥인 바, 도를 공부하는 사람이면 청재(淸齋)하여 계를 받들어야 한다.

입과 배를 조화롭게 양육하며 또 주리거나 배부르거나 차고 더운 것의 균형을 잃지 않아야 몸이 자연히 편안해진다.

너무 주리면 배가 힘없이 쪼그라들며 너무 많이 먹으면 기가 상하며 너무 추우면 몸이 상하며 너무 더워도 신(神)이 상하므로 반드시 조화롭게 양육해야 자연히 편안해진다.

입실할 때는 스승과 제자가 한마음이 되도록 선서를 세운다. 고되게 수련하고 부지런히 단련하여 공부를 이루면, 인간 세상에 함께 유희하면서 화광혼속하고 어두운 중생을 널리 제도하며 후학을 맞아들이고 자비로운 법우(法雨)를 널리 베풀고 피안에 오르는 묘약을 널리 퍼뜨리며 사물과 나를 한 길로 가게 하는 것이, 고불선성(古佛先聖)이 소원하는 바이니 이같이 외호(外護)해 나가면 수도한 공과(功果)를 이룰 수가 있다.

수선축절구결가(修仙逐節口訣歌)

　가부좌를 틀고 앉는다. 가슴 앞에 합장하여 회광반조한다. 소리를 모아 내청(內聽)하며 혀를 상악에 기둥 세우듯이 대고 입은 굳게 닫아 봉하고 몸을 망동하지 않는다. 마음은 황정을 지켜보며 만 가지 인연을 털어 걸리지 않게 하고 일념도 생기지 않게 하여 외부의 상념이 들어오지 않게 한다.
　안으로는 뜻을 지켜 중궁을 비추면서 허하여 없는 듯이 한다. 망하여 모든 것을 잊은 듯이 한다. 들숨으로 신장에 충격을 가하지 않고 날숨으로 심장에 충격을 가하지 않으면서 면면히 조식한다. 천천히 느릿하게 운행하며 모든 생각이 거기에 머무르게 한다. 때때로 허령하면서 허극정독을 유지한다.
　양기가 다시 생기면 양기가 조금 꿈틀거리는데, 이때 천천히 굴리면서 생각을 거기에다 집중한다. 그러나 양기가 아직 어린 것을 따면 정미하게 되지 못한다. 약물은 견실하게 할 것이다. 마치 보름달이 꽉 차서 둥글둥글한 것처럼 될 때에는 단전이 따끈따끈해짐을 느끼게 된다. 마치 뜨거운 탕물이 부글부글 끓는 듯이 되는데 이쯤이면 약이 생겼다는 것을 신(神)이 알게 되어 있다. 그런 때에 황홀묘명해지면 터럭 구멍마다 간질간질하게 느껴지면서 활발한 그 무엇이 흐르듯이 통하게 된다. 바로 그때가 약을 채취할 때이다. 이때를 놓치면 실패할 것이므로 이때부터 또 다시 오래도록 기다려야 할 것이다.

너무 늙은 약을 채취하면 성공하지 못한다. 기가 밖으로 달아나면 신도 역시 따라나가는데 신이 돌이켜 귀근하면 기도 따라서 귀근하게 된다. 기화(起火)는 자시에 하는데 그 때를 분명히 해야 한다. 어찌하여 화(火)라 하는가? 그것은 후천 호흡 때문이다. 어떻게 화를 사용할 것인가? 날숨에는 내리고 들숨에는 올라가게 하는 것이 현묘한 용화법(用火法)이니 있는 것 같으나 형체가 없다. 화를 운행하는 것은 솥 안에서 할 것이며 호흡은 진인(眞人)이 하는 것처럼 깊고 잠잠하게 한다. 화에는 모름지기 그 후(候)가 있으니 호흡수를 세어서 보내고 맞아들인다. 각루(刻漏)라 하는 것이 있는데 이것은 정(定)을 사용하는 때를 말한다. 자시위에서 사시위까지가 건양(乾陽)으로 구승(九乘)이며 오시위에서 해시위까지가 곤음(坤陰)으로 육인(六因)이다. 36식이란 것은 채취하여 진승(進昇)하는 것이며 24식은 팽련하여 퇴강(退降)하는 것이다.

묘양(卯陽)에서 목(沐)으로 양화를 고르게 하고 유음(酉陰)에서 욕(浴)으로 음부를 정지하게 한다. 승강하지 않는 듯하는 것이 목욕법의 형용이다.

주천에 비교할 때 미미한 모양인데 주천수는 3백에다 묘유수 60을 가하는 것이며 또 묘유수와 더불어 다시 5도를 더하고 4분의 1로 윤여(閏餘)의 형상을 취한다. 그리하여 한 바퀴 주천하고는 다시 고요함으로 되돌아가는 것이니 이것이 목욕하는 원래 공부이다.

기혈에 응신하여 다시 양이 모이기를 기다린다. 임맥과 독맥으로 운전하는 것이니 일자문이 된다. 임맥과 독맥이 모두 통달하면 백맥이 다 통한다. 유교에서는 행정(行庭)이라 하며 불교에서는 법륜(法輪)이라 하고 도교에서는 주천(周天)이라 한다. 삼교의 비밀스런 이름으로서 언어가 다르다 하나 도리는 동일하다.
　법륜을 항상 굴리면 쾌락함이 그 가운데 있으며 온 몸에 두루 마비된 것이 되살아나는 느낌이 생기며 깊은 병의 뿌리를 뽑는 것처럼 된다. 온 몸에 효험이 나타나니 질병이 어찌 침범하겠는가.
　행공한 지 오래되면 정과 기가 충만해져서 장생할 수 있으니 이것이 인선(人仙)이다. 회풍혼합하여 백일공부가 신령해지면 진양이 원만해짐으로 인당에 양광이 세 번 나타난다. 화가 족해지면 마땅히 그칠 것이며 단이 넘쳐서 흘러내리는 것을 막아야 한다. 화후를 이미 멈추었으면 단을 곤궁(坤宮)에다 가둘 것이며 모광으로 그곳을 주시하면서 7일간 채취하면 대약이 장차 생기는데, 육경에 먼저 놀라게 되며 단전에 불꽃이 일어나듯 하면서 두 신장이 탕물 끓듯 한다. 몸이 솟는 듯해지면서 코가 당기며 두 귀에 바람이 생기며 눈에서는 황금빛을 토하는데 뒷목에서는 독수리 소리가 난다. 마치 그 불구슬 같은 것이 치달리는 듯한 경험을 하게 된다. 또 천녀가 꽃을 바치며 용녀가 구슬을 건네주리라. 땅에서 황금 연꽃이 피어오르며 용이 그 거룩한 몸을 보호해 준다. 불꽃이 머리 근처에서 일어나며 천강성을 중심으로 돈다. 그때 하작교가 위험하므로 목좌로 버텨주어 항문으로 새어나가지 않게 해야 한다. 그리하여 그 법기로써 전공을 망치지 않게 예방할 것이다. 그러면 미려를 꿰뚫지 못할 것인데 대약이 미려관 아래에 머물러 있다. 그것이 스스로 움직일 때까지 기다렸다가 부드럽게 보호하면서 서서히 끌어당겨야 한다. 매 관문마다 삼규가 있는데 반드시 그 가운데로 타고 올라가야 한다. 자연히 관문을 통과할 것이니 미미한 의식으로 상승시킬 것이며 협척과 옥침, 정문 역시 그렇게 운행하도록 해야 한다. 정문을 통과하고 나면 바로 눈썹 가운데로 끌어당길 것이며 인당을 막아서 위험을 방지하는 방법을 쓴다. 상작교가 위험하므로 목협으로 굳게 닫아야 한다. 미리 법기를 예비했다가 콧구멍에 쑤셔넣어 누설됨을 방비해야 한다.

고요하게 응신하면서 낌새가 저절로 일어나도록 기다린다. 그러면 중루로 내려가서 황정으로 떨어진다. 금단을 복식할 때에 음신을 변화시키고 심목을 사용하여 굴리면서 중궁에다 단단히 끌어모은다. 왼쪽에서 오른쪽으로 돌리기를 사구(四九; 36)수로 굴리고 오른쪽에서 왼쪽으로 돌리기를 사륙(四六; 24)수로 했다가 정지한다. 그러면 감리가 서로 어울리며 도태의 법륜을 굴리니 도태가 결성되면서 불성이 점점 영명해진다.

음신이 점점 죽어가면 따라서 식성(識性)도 점점 말라죽으니 양신이 날로 성장하고 지혜도 날로 증가한다. 성의 하늘이 명랑하여 가을 달이 밝은 듯해진다. 또 명의 땅이 융융하여 마치 술 취한 사람처럼 혼몽해진다.

심목으로 반관(返觀)하여 사리를 훈증하며 골육을 그 안에서 녹이니 신체가 허공해지며 중단전, 하단전을 적조하여 불매허령(不昧虛靈)해진다. 삼원(三元)[1]을 혼합하여 아무 생각 없이 항상 깨어 있다.

---

1) 삼원(三元) : 연정화기는 인원(人元), 연기화신은 지원(地元), 연신환허는 천원(天元).

선천기와 후천기를 운양(運養)하여 항상 편안하게 하고 또 해와 달을 합벽하여 태와 신을 도우며, 시월양태하는 동안 무위공을 지켜가면서 삼백공이 족해지면 바야흐로 명확한 징험이 나타난다. 흰 머리카락이 다시 검어지며 빠진 이[齒]가 다시 돋아나고 붉은 피가 희게 되어 몸에서 밝은 빛을 발한다. 3, 4개월이 되면 식성(食性)이 끊어지고, 7, 8개월이 되면 맥이 뛰지 않게 되고, 10개월 째가 되면 신이 충만해져서 잠자려는 습성이 종적없이 사라지고 육통이 성취되어 혜성이 온전히 신령해진다.

첫째, 신경통하면 신이 밝은 빛을 발하여 오장육부를 훤히 볼 수 있게 되며 벽을 넘어서도 볼 수 있다.

둘째, 누진통하면 몸이 보배진주(여의주)를 간직한 듯해져서 그 뜻에 따라 변화하여 기묘한 짓을 마음먹은 대로 할 수 있다.

셋째, 천안통하면 만방을 보거나 듣거나 할 수 있으며 천지산하를 손금 보듯이 훤히 본다.

넷째, 천이통하면 시방세계의 소리를 들으며 혼자서 숨어서 하는 말도 귀 곁에서 듣듯이 울린다.

다섯째, 숙명통하면 여러 겁의 수에 통달하며 과거와·미래를 마음으로부터 밝게 안다.

여섯째, 타심통하면 사람의 사정을 알게 되며 타인이 의사가 아직 일어나지도 않았는데 내 마음이 먼저 정밀하게 알아낸다.

혜성이 육통하면 마음으로 생각하지 않은데도 환상적인 변화가 백출하니 참인 줄로 인정하지 말아야 한다. 법성이 완전해지면 눈꽃송이가 공중에 휘날리는데 이런 경계가 있으면 반드시 출신시켜야 한다. 천문을 통해 밖으로 내보내고 성광을 모아 마치 보름달처럼 가득 차게 되면 그 성광을 거두어들여야 한다. 이를 이환으로 돌이켜서 젖을 먹여 양육하는 공을 시행한다. 중단전, 하단전을 합쳐서 전체가 크게 보존하여 3년 동안 단련시켜 신으로 화하게 한다.

출신할 때마다 천화가 그 빙거(憑據)로 나타나는데 한 걸음 나간 뒤에 회수하고 두 걸음 내보냈다가 회수하는 등 가까운 곳에서부터 점차로 멀리까지 가게 한다. 절대로 뛰어넘어 멀리 가게 하지 말 것이며 출입에 순전히 익숙해지면 그때에야 비로소 멀리까지 내보낼 수 있다.

처음에는 어린아이처럼 길을 잃어버릴 우려가 있으므로 이를 방비할 것이며 세심하게 조심해야 마침내 천하를 돌아다닐 수 있다.

출신했을 때에 반드시 방비해야 할 것은 바로 천마가 마음을 시험하는 것이다. 혹 부처로 나타나 꾀거나 나의 심군을 어지럽게 한다. 그러면 즉시 자성을 살펴서 지키며 그 외부의 사정을 아는 체하지 말아야 한다. 성심으로 중궁에 돌이켜서 다시 신공(神功)을 수련하고 양광을 거두어 저장해야 한다. 그리하면 변화하여 출신하며 생하고 또 다시 생하여 끊임없이 생하게 되고 화하여 또 화하면서 끝없이 변화를 거듭한다. 이리하여 연허합도하면 천선(天仙)의 공훈으로 면벽구년을 하여 범신(凡身)을 단련하며, 장차 이전에 화신한 것을 조궁(祖宮)에 간직하는데 마치 용이 여의주를 키우듯이 해야 한다. 잠잠히 수행만 하고 힘든 일을 하거나 움직이지 말아야 한다. 멸진정에 의해 적멸정심하며 오래도록 광이 충만해져서 양기의 불꽃이 하늘로 치솟으며 팔만 사천의 가는 터럭 구멍과 구규 등 모든 구멍에서 번쩍이는 빛이 나오는데, 이를 또 수렴하여 간직하고 적정으로 올바른 것을 지켜 나가면 결국 모두 빛으로 되는데 이를 또 중궁에 거두어서 저장한다.

적멸공이 오래되면 몸이 영롱해지며 사지 전체가 엄연하게 수정처럼 된다.

　공부가 순전해지면 성해에서부터 육룡(六龍)이 나와 대광명을 나툰다. 범부의 몸이 기로 화하여 자연히 종적이 없어진다. 형과 신이 함께 현묘해지니 이것이 여도합진이다. 이 정도면 대장부로서 뜻이 충만하여 사기가 충천하게 되니 밝은 대낮에 하늘로 날아올라 능히 모든 일에 요달하며 공을 끝마치게 된다.

　천선의 과정을 나누어 보건대 160 과정이 있다. 반드시 이 점을 숙지하여 방문에 빠지지 말 것이다. 스승을 찾아가서 참된지를, 또 어떤 사람이 지었는지를 알아보았더니 은둔하는 사람으로서 무명(無名)이라. 내가 이 기서를 얻게 된 것은 삼생의 인연이 있음이니 모두 큰 기쁨으로 믿고 받들어 실행하기를 다만 동지들에게 바라는 바이다.

발 문

　옛날 내가 같은 종파의 극위(克韋)라는 노형을 찾아가서 스승으로 삼았더니 내게 선천문(先天門) 중의 삼반구결(三般口訣)을 주었다. 일절은 수심(守心), 지념(止念), 조식(調息), 양기(養氣)이며 이절에는 연진(嚥津), 납기(納氣), 통관(通關), 탕예(蕩穢)가 있고 삼절은 진화(進火), 퇴부(退符), 온양(溫養), 목욕(沐浴) 등에 관한 비결을 모두 골고루 갖추고 있었다. 그러나 대주천을 행한 다음의 무위법에 관해서는 기록된 바가 없었다. 또 모두 심경을 읊으며 부처를 예배하는 일을 주로 하고 있었다. 그러나 생각이나 망상이 많으면 그 식성에 잡것이 끼여들어 수련하는 사람에게는 후천의 신기가 될 뿐이다. 선천의 신기를 얻고자 했으나 아직 보지 못했다.
　그러므로 이 문파는 성진자(成眞者)를 필요로 하는데 아직 성진자는 없었다. 내가 항상 『금선증론』, 『혜명진경』, 『천선정리』, 『선불합종』, 『성명규지』, 『춘원비주(春園秘註)』 및 여러 단경을 세밀히 훑어보았는데 모두가 다 절차에 맞추어 차례와 순서가 있고 최초 연기와 조약물, 다음에 득약, 채약 또 행주천에서 화후의 충족에까지 이르고 대약을 채취하여 대주천을 행하고 결태, 탈태, 신화, 면벽, 환허 등의 법을 갖추고 있었다. 사람이 사다리를 타고 오르듯이 모두 순서와 절차를 따라야 할 것이며 위와 아래를 함부로 넘겨 뛰지 말아야 할 것을 요구하고 있다. 이런 까닭에 글을 모아 책을 썼으며 이름하여『수도전지』라 했다. 하늘사다리를 단계별로 가리켜 보이며 무상으로 매우 깊이가 있으니 미묘한 진경이다.

대도를 장차 이루려면 모름지기 바닥을 고르게 해놓고 물건을 내려놓아야 할 것이며 껍데기와 터럭은 제쳐두고 골수만을 드러나게 할 것이며, 방문곡경(傍門曲徑)을 소제해 버리고, 눈먼 스승의 속임수에 빠지지 말 것이다. 동지들에게 바라건대 의심 없이 한 번쯤 읽어 보고 사람마다 깨달아서 각자가 모두 진을 이루어 주기를 바라마지 않는다. 참으로 그렇게 해주기를 거듭 바란다.

시재
대화민국, 오년세차, 병진년 중양월 전완결단 장식양자 목수경발어 영지산방

삼교를 수도함에는 오로지 호흡 가운데에 있으니 한 구절의 천기를 구하면 도를 깨우쳐 언설이 필요 없어지리라.
일심으로 선을 행하면 신선을 이루지 못할까 어찌 걱정하랴. 삼계에 나 스스로 즐거이 노닐며 소요하노라.
절차를 따라 수도하는 책은 마치 하늘사다리를 오르는 것과 같으니 그 뜻이 심히 깊고 미묘하며 그 법은 값으로 따질 수 없는 보배구

슬이다. 여래의 진실한 뜻 만 겁에 만나기 어려우니 요행이 이를 얻어 깨달은 사람은 선(仙)이 되어 소요자재할 것이다.

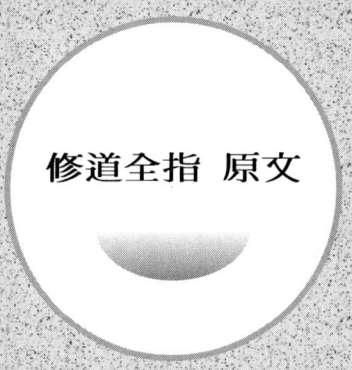

修道全指 原文

修道全指逐節天梯無上甚深微妙眞經

目次

重刊修道全指蕭序

原序

煉己還虛圖 煉己最初口訣

性命合一圖 性命合一口訣

採取封固圖 採取封固口訣

六候煉丹圖 六候煉丹口訣

大藥過關服食圖 大藥過關服食口訣

十月道胎圖 十月道胎口訣

胎足出神圖 胎足出神口訣

三載化身圖 三載化身口訣

九載面壁圖 九載面壁口訣

虛空粉碎圖 虛空粉碎口訣

福地名山法器圖 修道外護事說

修仙逐節口訣歌

跋

修道全指蕭序

　　道先天地生，先天地存，且又生天生地生萬物，生生不已，而至於生生無窮無極。故爲天地萬物之母，而爲宇宙間萬有生生無息之本體。道家以道爲宇宙天地萬物之元，此之所謂元，亦卽爲宇宙天地萬物自涵無盡生機之絕對本體；而此一生機力，亦卽爲宇宙母力。萬物本自具有不少欠缺，故天不生萬物，而萬物自生。人爲萬物之靈，對此生生不息之宇宙母力，更是人人本自具有，與天以俱來，亦與天以俱存：修則得之，捨則棄之；修之則自能長生久視，不修則不得也。道家之所以重修道者，卽修此天地間生生不息之機，養之育之，存之長之，使此生命能生生不絕。復從而防其老化，杜其死機；逆修逆運逆用逆行，則自返其老而還其童，復歸其樣而全其眞矣。所謂全眞道者，卽在本天地之眞以修我之眞，全我之眞以合天地之眞也。儒家之復性者，復此眞也；盡性者，盡此眞也。佛家之明心者，明此眞也；見性者，見此眞也。三家聖人，莫不總此一，眞以爲道；而以學道明道修道爲工夫，悟道得道證道爲究竟。所謂證道者，乃在工夫上證得我與道合一也。老子有言曰，道生一，一生二，二生三，三生萬物。是卽明示道爲天地萬物之母，道亦宇宙間生之原動力。我與道合，則自我與天地同體，我與萬物爲一，幷亦與生生之本體不二矣。與生生之本體不二，故能長生久視, 故能死而不亡(上二句均老子語)! 故能留神住世, 而非留形住世也. 神則明, 明則靈, 靈則通, 通則化, 化則新, 新則生, 生則久! 久則無存而無不存, 無住而無不住, 無生而無不在, 無有而無不有也. 全神則炁在其中, 全炁則精在其中, 全精則眞在其中, 全眞則性在其中, 此爲一貫道要. 明道者明此, 求道者修此; 斯爲性命合一之無上大乘妙道, 千古來永垂爲不傳之秘.

煉虛子修道全指, 爲北派丹家典籍, 仙佛合宗, 圖訣變明, 簡明淺易, 得未會有. 自入手以至了手, 無不條分理析, 逐節指點, 循序漸進; 有如階升天梯, 逐階而上, 未有不至者也. 余常謂修道之要, 貴漸修漸進, 貴積功累德, 貴潛參苦煉, 貴人一己十, 人白己千; 最後自必有成. 禪可頓悟, 道須漸進. 有一分工夫, 卽有一分證驗, 有十分工夫, 卽有十分證驗; 修煉而不成不至者有之矣, 未有不苦修苦煉, 而能成能至者也! 大之而聖功神化, 性命合一; 小之而返老還童, 長生久視; 火候一至純熟境地, 其效驗自可如立竿見影也. 中

華民國六十四年三月十日文山遯叟蕭天石於石屋艸堂.

序

且修大道，是斷輪．廻根本之寶劍，爲度生死苦海之慈航，修萬劫不壞之金剛眞性，成聖賢仙佛之正覺大路．

必學性命雙修，須知妙法三乘．自始初乘煉精化炁之百日功訣，是用採封升降沐浴之六候法則，論其間功訣法則逐節者，而其用卽有專變次序手．自古聖仙修道者，先需煉己，而待陽生，辨其水源至清．明其鼎爐至眞，將漏武火採歸爐中，旣歸文火封固溫養，待至炁滿藥靈，是有升降驗應．行由周天三百六十道路，法用生成乾九坤六息數，二八月間定爲沐浴．十二時中，須看四正．在卯酉時眞炁滌慮，在進退時息火停符，又有閏餘者，卽是神炁歸根溫養之義手．凡有所動者，必欲煉而完足周天之理手．煉至丹熟火足之景到，須防滿溢危險之傷丹．靜候陽光二現之三現，正是火足時止之當止白日工靈足矣．採大藥候至矣．

以上初乘煉精化炁成金丹人仙之事矣．

若望地仙，須用秘密功之七日，而待震動景之六種，忽然丹田內動．而其形如火珠流動活潑．古仙名曰，金丹大藥，曰眞鉛內藥，曰天女獻花, 曰龍女獻珠, 採取過關, 前聖喩曰, 五龍捧聖, 曰折蘆過江, 曰蘆芽穿膝, 曰聚火載金. 盟求大藥過關秘訣之正功, 要知六根不漏法. 防辨上下鵲橋危險之法器, 保護大藥不馳散, 方可穿過三三重之鐵鼓, 而上鷲嶺; 達過須彌高山, 方能打通二六層之重樓, 而下龍宮. 點化陰神大魔, 陰神賴此大藥降伏, 而念慮自然不生, 陽神由此大藥漸長, 而佛性自然有靈. 次第中乘煉炁養胎之十月工夫, 則用眞意二炁照養之一性圓明. 結胎雖在中田, 妙用兼合下田, 全仗二田之虛境. 元神寂照而不離, 可得二炁之勤生, 發動運養而不絶. 若守定三四月之間, 元神因二炁之培育, 二炁得元神之寂照, 則臍輪間之虛境, 而所動機之甚微; 若守定五六月之間, 胎息得神炁之照養, 神炁得胎息之漸滿, 則二炁定之眞空, 而所食性之甚絶; 若守至七八月之間, 胎神因寂照之功久, 得百脈俱住之明證, 則無昏睡之妄性, 而生滅心之亦絶; 若守至九十月之間, 胎神因培育之純陽, 得歸於大定之生慧, 則成六通之靈明, 而出神景之亦至.

以上中乘煉炁成神養道胎地仙之功矣.

欲望神仙, 及其胎足功圓, 自然靜定時候, 忽見虛空, 白雪繽紛, 飄然不絶, 斯爲出神景到卽當調神出殼, 一出天門. 性光朗明, 等如月圓, 不可動念於他, 卽速入神收歸. 出則以太虛爲超脱之境, 收則以上田爲存養之所. 次第大乘煉炁化神之三年, 須知乳哺存養全體之大用. 惟一陽神寂照於上丹田之本宮, 相與混融全身化成虛空之大境, 斯爲存養之全體, 乃爲乳哺之首務. 須知出收之時少, 而用存養之功多; 初出宜暫不宜久, 宜近不宜還; 初收宜速不宜閑, 宜靜要宜正; 始之或出一步而旋收, 或出多步而旋收; 久之或出一里而旋收, 或出多里而旋收. 若出千里萬里, 切不躐等就至, 須防天魔誘矣. 必須一次二次, 漸至出入純熟, 行遠而無害也. 出時須謹愼, 防魔亂心君. 猶如嬰兒幼時迷失難歸誠能歸還中宮. 復煉陽神, 而陽光毋漏, 卽收藏復煉, 而愈擴愈大, 卽彌遠彌光. 自然變化生神, 方可出入化身. 生之再生, 則生生而不盡; 化之又化, 則化化而無窮; 子又生孫, 孫又分支.

以上大乘煉炁育神成變化神通之法矣.

若望天仙, 將前出化陽神, 攝歸本體復煉, 此謂煉神還虛, 冥心六載工夫.

此卽上乘內外神形並煉之功矣.

再將本體之神, 銷歸天谷, 又將天谷之神, 退藏祖竅, 如龍養頷下之珠, 若鶴抱巢中之卵, 謹謹護持. 毋容再出, 靜靜堅守, 切莫妄動. 一切不染, 依滅盡定. 而寂滅之, 寂滅至久, 總有光現; 而收藏之, 定而又定, 寂而又寂, 次第最上一乘. 煉虛合道面壁大定之功, 久而神光滿穴, 陽燄騰空, 通達內外之竅. 則其一身大竅共九, 小竅八萬四千矣. 則其大竅小竅之中, 每竅皆有神光矣.

斂而藏之, 靜而守之, 一切不染, 一意不散, 定而又定, 寂而又寂, 依滅盡定. 而寂滅之, 如虛空藏, 而還虛之. 虛滅至久, 則全體四肢, 儼如水晶矣. 內外玲瓏, 則形神俱妙, 與道合眞矣. 須直待六龍變化之全, 則神光化爲舍利之光, 自從祖竅之內, 一湧沖出, 化爲萬道毫光, 直貫太虛之上, 放大光明, 而與古佛相會. 故大覺禪師曰, 一顆舍利光熠熠, 照盡億萬無竅劫, 大千世界總皈依, 三十三天咸總攝. 又荷澤禪師曰, 本來面目是眞如, 舍利光中認得渠, 萬劫迷頭今始悟, 方知自性是文殊.

　　此乃最上一乘煉虛合道天仙之功矣.

　予將修道逐節, 明證功訣以爲次序, 願同志者觀之. 須知法有五乘, 仙有五等; 而無錯亂節序, 得一覽無疑矣云爾.

　時在
大華民國五年歲次丙辰重陽月上浣吉旦蔣植陽子序於靈芝山房珍藏
修道全指逐節天梯無上甚深微妙眞經目錄

煉己最初口訣

余曰，自古千聖萬眞之修道，必須煉己還虛之切要．夫己者卽本來之虛靈，是心中之元神，動者爲眞意，靜者爲眞性．當未煉己之先時者，每被萬事情慾之所勞，而爲日用識神之當權，牽連眼耳鼻舌身意之同用，入於色聲香味觸法之熟境．若不先爲勤煉，而其熟境難忘，神馳炁散，爲奪造化；欲煉精者，不得其精住；欲煉炁者，不得其炁來；藥當生時，不辨其爲時．候須煉終，不到其爲終，藥之將得，從己念而復失；炁之清眞，從己念不清眞；神要定靜，而不定靜；基要築成，而無築成；或遇喜懼而卽疑信而卽疑信，皆因未煉己之故也．古云，未煉還丹先煉性，未修大藥先修心；又云，不合虛無不得仙，能到虛無可煉丹，卽此義也．然必要煉己還虛之功純熟者，則臨時用功神意之有主宰也．

夫煉己之法，卽觀照本心．而心不爲識神之所勞，而身不爲物欲之所牽．萬緣不掛，一塵不染，常敎朗月耀明，每向定中慧照．時時保得此，七情未發之中，時時全得此．八識未染之體，外息諸緣，內絕諸妄，含眼光，凝耳韻調鼻息，緘舌氣四肢不動，一念不起，使眼耳鼻舌身之五識，各返其根，則精神魂魄意之五靈，各安其位．二六時中，眼耳舌準，常要觀聽．對着此竅，行住坐臥，運用施爲，常要心念．不離此竅, 神光一出便收來, 造次弗離常在此, 不可刹那失照, 亦莫率爾相違. 先存之以虛其心, 次忘之以廓其量. 隨處隨時無碍自在, 至妙至要, 先存後忘, 此口訣中之口訣也. 夫古之聖眞煉己者, 寂淡直捷, 純一不二, 以靜而渾, 以虛而靈, 常飄飄乎, 隨處隨緣安而止, 性空空兮, 無思無慮靜而寂, 不存旣往現在未來三心, 獨留空洞寂滅朗明一性. 醒醒寂寂, 寂寂醒醒, 形體者, 不拘不滯. 虛靈者不有不無, 不生他疑了徹一性. 目雖見色, 而煉之內不受納, 耳雖聞聲, 而煉之內不受音; 神雖感交, 而煉之內不起思; 身雖在塵, 而煉之內不失醒. 故沖虛子所謂煉己還虛之功, 惟在對境無心而己. 於是, 見天地人我, 而無天地人我之相也; 見山川草木, 而無山川草木之迹也; 見昆蟲微塵, 而無昆蟲微塵之形也; 見一切諸物, 而無一切諸物之體也. 萬象俱空, 杳無正照; 一念無起, 六根大定; 一塵不染, 萬緣皆絶. 此卽本來性體之完全處也.

且淸靜經所謂內觀其心, 心無其心, 外觀其形, 形無其形; 遠觀其物, 物無其物; 三者旣悟, 惟見於空. 觀空亦空, 空無所空; 所空旣無, 無無亦無; 無無旣無, 湛然常寂; 寂無所寂, 慾豈能生? 慾旣不生, 卽是眞靜. 眞常應物, 眞常得性; 常應常靜, 常淸靜矣. 如此眞靜, 漸入眞道, 直入於無爲之虛境. 如此謂煉己之功純, 則調藥而得其所調, 辨其時卽得其眞時, 採藥而藥卽得, 築基而基卽成. 行周天始終如法升降者, 則用功而無錯亂節序矣. 結胎而胎必脫, 煉性而性必成, 必先能煉己純者, 而後能生滅絶己. 故華陽禪師云, 世之好金丹者云, 有不煉己而能成道者, 謬矣. 西王母云, 聲色不止神不淸, 思慮不止心不寧, 心不寧兮神不靈, 神不靈兮道不成, 卽此義也.

夫己在時刻勤而煉之, 則修道而能成全功也. 如若放蕩, 煉丹之時則有走失之患; 養性之時, 則有妄出之危. 己若不煉其道遙也. 故用漸法而煉之矣.

　　蓋煉己之漸法者, 若見美色愛慾, 不起邪念, 而不動心; 若見富貴榮華, 卽提正念, 而不惑心. 或目所見者, 或耳所聞者, 是爲聲色之魔; 或心所思者, 或意所慮者, 是爲陰私之魔. 或見光中奇異寶物, 是爲妖魔邪魔; 或化神佛來言禍福, 是爲外魔天魔. 如此等魔, 乃識神之所化. 於是認, 卽爲魔之所誘, 故見而不自見, 聞而不自聞, 知而不自知, 認而不自認, 依手正念, 魔不相干. 又遇水火刀兵劫殺打罵等魔來, 不可妄生恐懼驚動散亂之心也. 欲知煉己魔難, 詳見鐘呂二祖傳道集, 第十七章魔難篇.

昔正陽祖試十魔於呂祖, 正念而不疑.

　　呂祖任他百般魔難, 不生疑心, 獨立正念, 後六十四歲, 隨正陽祖修道, 卒能成道也.

又重陽祖降百難於邱祖, 苦志而不懈.

　　邱祖初到重陽會下, 重陽謂邱飮稀粥, 邱自知福力小, 苦行七年. 累遭魔難, 當過二番死魔, 二次飛石打折三根筋骨, 又險死七次. 曾折三番臂膊, 任般魔難, 苦志而不動心, 自能決烈精修.

此得煉己性定之顯案也. 夫煉己之功是最尊重乎. 幷書以勵同志.

性命合一口訣

蓋性者，在先天處曰元神，曰眞意；在後天時曰知識之神，曰思慮之神．夫命者，在先天處曰元炁．曰元精；在後天時曰呼吸之氣，曰交感之精．此卽是何謂也？性命分二説耳．卽因父母未生之前時，原是太和一炁之天理，融融郁郁，薰薰蒸蒸，合而爲一，無分其二．及其炁足胎圓，形動胞裂，猶如高山失足，団地一聲，而性命到此分爲二矣．夫性者，根分于心而藏之；命者，根分于腎而藏之；則性不能見其命，而命不能見其性；至其壯年用事之時，神識全矣，精炁盛矣．神藏于心，所動則爲火也．乃火性輕浮上熖，發於七竅同用，變爲思慮之神，逐日遊而上耗也．精藏於腎，所動則爲水也．故水性重沈下流，發於淫根漏洩，變爲交感之精，每夜靜而下耗也．二物所隔八寸四分，自幼至老莫能相會，耗盡者，鳴呼也．故 如來佛祖，發大慈悲敎人重造之性命，泄漏雙修之法乘，將我心中之神入於命宮之内，合而爲一，以成眞種，以虛無爲體，以定靜爲本，待至時久功熟，忽然一機頓發，卽非心也，亦非意也，是丹田炁之動矣．

六祖所云，有情來下種之時矣．且此時下手，則用心中之神火凝入命宮之動水，用我息風徐徐吹嘘，綿綿不絶而行之；令我意火念念在茲，刻刻無間而照之．存乎中和，合乎自然．乃火因風而灼，水得火而煎. 風火同爐, 而命自固; 水火渾融, 而性自空. 故水不下流, 火不上焰, 兩相和合, 而不外馳, 豈不是性命合一矣? 故寶積經曰, 和合凝集決定成就.

　　夫和者, 乃心中之陰炁去和腎中之陽炁, 陰炁得此陽炁, 則有安心立命之所, 故曰和矣. 合者, 是腎中之陽炁承受心中之陰炁, 陽炁受此陰炁, 則有收斂堅固之體, 故曰合矣.

王吾仙師曰, 內煉之道至簡至易, 惟欲降心火入於丹田耳. 腎屬水, 心屬火, 火入水中則水火交媾, 而後有藥之可採. 華陽禪師曰, 穀精火到風吹化, 髓竅融通氣鼓煎, 物擧潮來神伏定, 情強性烈意和牽. 覓元子所曰, 外腎欲擧之時, 卽是身中活子時.

　　外腎擧者, 非有念而擧, 卽煉已之功純熟, 自然而擧也. 若有念而擧者, 是爲濁水則成幻丹也.

眞陽仙翁曰, 先天之炁藏炁穴, 雖有動時猶無形, 依附有形而爲用, 但因始呈卽始覺. 守陽眞人曰, 凝神入於此炁穴, 神返身中炁自廻. 入藥鏡曰, 起巽風, 運坤火.

　　巽風喩呼吸, 坤火喩元炁, 元炁不得呼吸吹, 不能成藥.

黃庭經曰, 呼吸元炁以求仙.

　　呼吸者, 後天氣也, 元炁者, 先天氣也.

先後二天之炁, 原有兼用之法. 若不兼用, 元炁順出, 不能成丹而爲藥矣. 棲雲仙師曰, 人喫五穀, 化爲陰精. 若不曾用風火煅煉, 此精必在裡面作怪. 只用丹田自然呼吸, 合意吹動其中眞火, 水在其上, 火在其下, 水得火煎, 自然化炁, 則炁上騰, 融郁薰蒸, 傳透一身之關竅, 流通百脈之肌膚, 燒得裡面鬼哭神嚎, 將陰精煉盡, 而陰魔消散矣.

覓元子所曰, 夫陰精者, 五穀飲食之精, 若非巽風坤火, 猛烹極煉, 此精必在身中思想淫慾, 攪亂君心. 務要凝神合炁調息, 而使橐籥鼓風. 則風吹火烹煉陰精, 化而爲炁. 其炁混入一身之炁, 此炁再合先天之炁, 然後先天之炁, 再後竅內發出而爲之藥也.

華陽禪師曰, 自始還虛, 而待元精生. 以神火而化, 以息風而吹, 以靜而渾, 以動而應, 以虛而養, 以無而存, 則調藥之法得矣. 又慧命經曰, 自始凝神, 返照龍宮. 渾然而定靜, 以雙忘而待動, 以意炁而同用; 以神火而化, 以息風而吹, 以武而煉, 以文而守. 久久薰蒸, 刻刻無間, 意炁兩不相離, 則和合凝集之法得矣. 子曰, 當凝神之時, 用文火之法, 外念不入, 内念不出. 空空洞洞, 瀟瀟灑灑, 不着不滯, 勿忘勿助, 存神於内, 守意於中, 含光默默, 調息綿綿, 不息而噓, 不存而照, 旣照則忘息忘意, 旣忘則如虛如無. 但忘息卽不能以火薰之, 而用息卽是不忘. 息無不泯之謂噓, 欲噓不覺之謂忘. 但忘意卽不能以神照之, 而用意卽是不忘, 意無不存之謂照. 欲照不悟之謂忘. 忘與照一而二, 二而一也. 息隨意, 噓而存, 存而噓也. 當噓之時, 其氣綿然, 未嘗不息; 當息之時其風微然, 未嘗不噓; 當忘之時, 其心湛然, 未嘗不照; 當照之時, 其意渾然, 未嘗不忘. 忘照純一. 意息無雙, 自然定靜, 虛無合體, 我不知有身, 身不知有我. 如是眞忘·眞照·眞息·眞噓之文火, 何懼眞種而不得生也哉?

採取封固口訣

蓋採取者，待陽機之發動，向熟路之漏盡.

古德謂之活子時，卽此藥生之時也.

以我眞意宰之，用我眞息攝之，或用息數迎之. 候外腎倒止之，當用呼吸之機時，我從陰蹻之迎歸，起閭閼之消息，明二炁之兼用，則元炁自歸爐. 用武火而煅煉，以意定而爲火，以息噓而爲風，鎔灼一時，淫根自縮，漏盡之資，化盡爲炁，放心安容，依然無事.

夫機之發動，卽炁之發生而內貫有漏盡之資，向外化爲有形之精. 若不在此煅煉，則必牽累身心，以丹田爲爐，以閭閒爲箱，以神爲火，以息爲風. 以風而吹火，以火而化物，以暖信爲效驗，以暢快爲無事. 久久暖煉 刻刻薰蒸，則機自死淫根自斷，斷性一無，身心太平，三種淫事，無所是有. 與佛菩提，何難望哉? 此武火之採也.

仍在爐中用文溫養，不存而守，不息而噓. 一時一刻，惺惺不昧；一往一來，綿綿不絕；息息歸根，念念在茲；凝神聚炁，收視返聽；閉塞其兌，築固靈株；一念不生，一意不散，而丹田之氤氳，如爐中之火種. 古云, 火從臍下發, 水在鼎內烹, 合此意也.

　　此文火之封也.

夫封固者, 定水源之淸眞, 辨藥物之老嫩, 察無過之不及, 候效驗之景到, 然後可行周天之法輪耳.

　　蓋水之淸濁, 藥之老嫩, 由封固之候辨之. 夫淸源之景者一念無生, 萬緣頓息, 渾渾淪淪, 如太極之未分. 溟溟涬涬, 如兩儀之未兆, 湛然獨存, 如淸淵之印月, 寂然不動, 如止水之無波, 內不覺其身體, 外不知其宇宙, 正是虛極靜篤, 則源發是淸. 末至虛極靜篤, 則源發是濁. 淸者用之, 則成眞丹而成仙; 澤者用之, 則成幻丹而成病. 夫老者, 炁發之過而散, 則採而不升也. 而嫩者, 炁發之微不足, 則採赤不升也. 故必須候效驗景到, 而可採也, 則行周天藥物而無過不及也.

且靜之極, 未至于動, 卽陽將復, 未離於陰. 此時, 太極將判, 未判之間, 論其形容妙景之發. 冥冥然如烟嵐之罩山, 濛濛然如霧氣之籠水, 霏霏然似冬雪之漸凝, 沈沈然似漿水之漸矴, 混混沌沌, 默默昏昏, 不覺入於虛無滅盡之境. 念慮存想莫不化之, 則念中無念, 而意中無意, 空空洞洞, 寂寂靜靜, 有如入於無爲窈冥之中. 天地人我, 莫知所之, 則形無其形, 而心無其心, 如沐如浴, 如醉如癡. 古云, 時至物靈, 丹田薰蒸, 炁發心覺, 週身融郁, 蘇綿分漸至十指, 快樂分暢於四肢, 吾身自然聳直, 如巖石之峙高山, 吾心自然虛靜, 如秋月之澄碧水. 俄頃毫竅癢生, 肢體蘇麻如綿, 自然身心快樂, 陽物勃然擧起矣. 忽然一吼, 呼吸頓息, 神炁如磁石之相翕, 意息如蟄蟲之相含, 神不肯舍其炁, 炁不肯離其神, 相親相戀, 紐結成團. 而元關之頓變, 如婦人之受胎, 呼吸偶然斷, 身心樂容顋, 神炁眞渾合, 萬竅千脈開. 其中景象, 難可以言語形容. 歌曰, 奇哉怪哉! 其間造化, 不可以妙義, 勝比默云, 美矣暢矣. 少焉恍恍惚惚, 心意復靈, 呼吸復起, 焂然活活潑潑. 元竅之炁發生之行, 上通乎心宮, 下通乎陽關, 後通乎督脈, 前通乎任脈, 中通乎衝脈, 橫痛乎帶脈, 上後通乎腎, 上前通乎臍; 動於腎管之根, 行於毛際之間. 似施似翕, 而實未見其施翕; 如泄如漏, 而實未見其泄漏. 快樂無竅, 蘇暢全美. 所謂一陽之初動, 而有無竅之消息. 眞炁旋動元關透露. 邵康節所云, 恍惚! 陰陽初變化, 絪縕天地乍回旋. 中間些子好光景, 安得功夫入語言? 又云, 忽然夜半一聲雷, 萬戶千門次第開. 若識無中含有象, 許君親見伏羲來.

所謂炁滿, 任督自開而其運行, 道路自有, 溶溶兮如山雲之騰太空, 霖霖兮似膏雨之遍原野, 淫淫兮如春雨之滿漢澤, 液液兮似河水之將流釋. 散則透於週身爲百脈之總綱, 聚則合於先天眞乙炁之虛無. 此乃至清至眞之正子時. 實則至虛至靈之眞景象也. 外用張果老倒騎驢之法, 以固其體; 內伏神炁封固停息之候, 以守其中.

　　此乃入中宮之沐浴, 而是運周天之起首, 則當起火, 以行周天.

而神炁俱伏于炁穴, 用柔溫文火以先引, 則金有旋機, 而火可當長. 周天之武火, 自此而用起, 全賴炁穴之神權, 合馭二炁之徘徊, 運動坤火往下而行, 能使金水通督而進, 鼓吾之橐籥. 加用之武火, 而性幹運於內.

內卽中宮.

而命施化於外.

外卽道路.

內外融通, 脈絡開舒. 命自然聽於性, 性自然特於命. 內起闔闢之消息, 外依斗柄之循環, 立定天心之主宰. 徘徊輻轢之運轉, 合神炁之行住, 知火候之起止, 則其法輪之妙運. 而有周天之度數, 要識升降之規則, 詳參下文之明白.

六候煉丹口訣

前圖表藥物之清眞，此圖表升降之法程.

周天法輪，由此六規而用運；金丹大藥，自此六候而煉成. 論其玄功，乃先天後天並運之妙法；定其規則，有乾策坤策生成之息數；論其間文武之火功，有專文專武，有不文不武，有用文兼武，有用武帶文，此用周天文武火之專變也. 論其中沐浴之秘法，有息中沐浴，有規中沐浴，有四正沐浴，有歸根沐浴，此運周天沐浴法之不一也. 先明候有行住起止之機，次知火有先後緩急之用. 然則周天升降之火候，待其眞炁發旺之正時，而起後天之呼吸，吹逼先天之眞炁，則先天眞炁昇降；因後天呼吸吹運，乃後天呼吸有太過不及之弊患，則先天眞炁有聚續散斷之不應. 故定三百息有數之火符，虛定六十息無數之沐浴，須在四正而用抽補. 方得眞炁運行不絕，須應刻漏而作憑信，方得火候無過不及. 合十二時之陽陰，全一周天之道度. 然而後天氣吸，則先天炁升焉. 升於乾是爲採取也. 然而後天氣呼，則先天炁降矣. 降於坤是爲烹煉也.

覓元子所曰，乾坤闔闢之理，陰陽運行之機，一吸則自下而上子升，一呼則自上而下午降，此一息之升降也. 故易經云，闔戶謂之坤，闔戶謂之乾. 一闢一闔謂之變, 往來不窮謂之通. 廣成子曰, 人之呼吸反復徹於蒂, 我之眞炁相接合於意. 一吸則天氣下降, 一呼則地氣上升. 外面之氣降, 內面之氣則過我而升, 外面之氣升, 內面之氣則過我而降. 故冲虛子云, 當吸機之闔, 我則轉而至乾, 以升爲進, 當呼機之闢, 我則轉而至坤, 以降爲退. 蓋乾者, 首也, 爲天, 故位在上. 坤者, 腹也, 爲地, 故位在下. 闔闢者, 內外呼吸之元機, 吸機之闔固是下, 然而內裏之機要上. 上者自下而升至于乾, 爲進陽火, 爲採取. 呼機之闢固是上, 然而內裏之機要下. 下者是上而降至於坤, 爲退陰符, 爲烹煉. 此卽內外闔闢周天之秘機也. 蕭紫虛曰, 乾坤橐籥鼓有數. 坎離刀圭採有時. 蓋乾坤乃天地之定位, 橐籥卽鼓風之消息.. 奈何? 眞氣, 不能自反復於乾坤, 微賴眞意, 而能用橐籥以吹運. 乾坤卽橐籥之體, 坎離卽橐籥之用. 所以乾呼返吸於坤, 坤吸返呼於乾. 故乾坤乃坎離之體, 內呼吸卽坎離之用. 人能明乎內呼吸, 則橐籥自鼓, 而乾坤自運矣. 有數者, 卽升降三百息也. 坎離者, 卽心神腎炁也. 刀圭者, 喩神炁渾合也. 有時者, 卽陽炁生時也.

子曰, 蓋升督脈之候, 須合乾策之數, 乾之陽交九用, 陽之時規四攃. 每一規時, 乘得四九三十六, 共六陽時, 積得二百一十六, 自子至巳內除卯沐, 不用陽數, 而乾實得一百八十. 自地至天, 而喩升候, 所進陽火. 而用每規三十六息. 夫降任脈之候, 須合坤策之數, 坤之陰交六用, 陰之時規四攃, 每一規時, 乘得四六二十四, 共六陰時, 積得一百四十四. 自午至亥內除酉沐, 不用陰數, 而坤實得一百二十. 自天至地, 而喩降候, 所退陰符, 而用每規二十四息.

朝元子師曰, 勸君窮取周天數. 曹還陽師曰, 顚倒陰陽三百息. 希夷先生曰, 三十六爻二十四, 周天息數同相似. 守陽眞人曰, 子行三十六, 積得陽炎, 一百八十數, 午行二十四, 積得陰, 又一百二十數, 同上合一義也.

及其卯酉用沐浴, 而子午亦然矣. 至於歸根用溫養, 而閏餘成歲矣.

　夫子午卯酉, 爲身中四正之時, 須用沐浴, 而定眞機. 察陽陰之動靜, 用火候之更易, 則火有先後緩急之用, 而候有行住起止之機, 在此四正, 而所定也. 子乃陰極陽生之時, 故用沐浴, 而養陽炁之旺, 審察採取之候. 卯乃陰中陽半之時, 而得中和, 故去武火之功, 審察默運之候. 午乃陽極陰生之時, 故用沐浴, 而養陰液之旺, 審察烹煉之候. 酉乃陽中陰半之時, 亦得中和, 亦去武火之功, 審察薰蒸之候. 閏餘卽周天大畢之時, 歸還下田, 溫陽元炁, 審察再生之候. 沐浴卽文火吹嘘之, 默運薰蒸, 溫養眞炁, 審察不絶之候. 故履道云, 十二時中, 毋令間. 兪玉吾云, 天道無一息不運, 丹道無一息間斷. 伍虛子云, 世稱沐浴不行火, 且道吹嘘寄向誰要將四正用抽補, 纔得金丹一粒歸. 又云, 洗心滌慮, 爲沐浴之首務, 二炁不動, 爲沐浴之正功, 眞炁薰蒸, 是沐浴之大義, 氤氳蘇暢, 是沐浴之仙機, 然其用祗在綿蜜寂照之功矣. 定其位卽是死而不動之義也, 然則其炁因靜而生動因動而默運, 則其沐浴之法, 而合義矣.

曹眞人曰, 十二時中, 時時皆有陽火陰符. 凡進則曰進陽火, 凡退則曰退陰符; 亦以陽用者曰火, 亦以陰用者曰符.

　十二時者, 卽身中運周天之時也. 自子至巳, 爲進陽火時, 自午至亥, 爲退陰符時. 進則爲升, 退則爲降, 故進則曰進陽火, 而退則曰退陰符. 夫時時皆有陽火陰符者, 不在沐浴之時, 亦有沐浴之候, 故陽用者曰火, 而陰用者曰符. 華陽師曰, 凡進火之時, 後天氣進, 則謂之陽火, 後天氣退, 則謂之陰符. 凡陽火陰符沐浴歸根者, 皆是借後天呼吸之氣, 以爲周天度數法則也. 若無其呼吸, 則不成陽火陰符沐浴歸根. 抑且進陽火之六時, 而有暗藏退符息火之機, 但其退陰符之六時, 亦有暗藏陽火停符之機. 蓋進火時, 後天氣有吸進呼退之機, 就呼退時, 用沐浴法, 防其眞炁, 隨呼回降. 古聖所謂可升之時, 而無可降之理, 卽此義也. 此謂進火六時, 暗藏陰符息火之秘機也. 夫退符時, 後天氣有呼退吸進之機, 就吸進時, 用沐浴法, 防其眞炁, 隨吸回升. 先聖所謂可降之時, 而無可升之理, 卽此義也. 此謂退符六時, 暗藏陽火停符之秘機也.

予續聯云, 三百息中, 息息皆有進退沐浴. 凡進則藏息陽火, 凡退則藏停陰符. 亦以進處者藏浴, 亦以退處者藏沐.

三百息者, 卽身中運周天之息也. 息息皆有進退沐浴者, 退沐浴, 用在子進陽火時, 天氣呼處也. 進沐浴, 用在午退陰符時, 後天氣吸處也. 故悟眞註疏云, 子進陽火, 息火謂之沐浴; 午退陰符, 停符謂也沐浴. 息陽火停陰符, 而謂沐浴, 俱在此二處也. 蓋息火停符者, 皆是停佳後天之武火, 非是停佳先天之不行. 停佳其中之有作, 而行自然之妙運, 抑且先天陽陰之炁, 只有恍惚杳冥薰蒸氤氳之象. 須借後天呼吸之氣, 以立陽火陰符沐浴歸根之法, 而運轉先天眞炁之義. 無散亂斷絶不慮之患, 則周天方有時刻度數, 用火候可以無過不及. 佛宗云, 善於行火者, 合此義也.

自督陽脈而進火, 有六陽時之規則, 每規三十六息. 每息一吸一呼, 而呼吸之間卽生殺之門, 有升退停三位之機, 用武文沐三個之火, 須待眞炁恍惚而斡旋, 是正子時, 初規而起息, 先用文火之引導, 後用武火之逼升, 再兼文武之並用, 可得眞炁之升長. 因吸極而回呼, 則眞炁隨呼降, 爲眞陽之殺處. 用沐火之載養.

進大者, 卽起大採取眞陽, 從督脈上升也. 規則者, 卽乾策四九息救在陽時所用也, 自子至巳爲六陽時. 除卯沐數, 不同乾用, 其餘每時, 三拾六息, 合爲一規, 其用每升. 一吸一呼, 合爲一息, 其呼吸進退之間, 是陽升生殺之門. 蓋升退停武文沐之火候者, 卽先後天吸呼間之所用也. 升者, 卽先天炁發生旺時, 用後天氣吸過上升, 爲明進陽火, 所用武催也. 退者, 卽後天氣吸極回呼, 則先天炁隨呼下退, 爲暗退陰符, 所用文攝也. 停者, 卽先天隨後天之退, 用神意攝眞炁合停, 爲暗停陰符, 所用沐養也. 按上文曹眞人云, 時時皆有陽火陰符沐浴者, 卽此義也. 恍惚者, 乃玄關一竅之透露, 卽眞炁生旺之旋動, 爲正子時藥產之景到, 是正一陽初動之消息, 其妙無窮, 其藥無比, 卽易所云, 九二利見大人, 君德之象也. 當起武火吹逼眞陽, 從督脈中採取進升, 是正子時. 初規起息, 用後天氣, 進火起首. 但觀炁之形容, 多有盛衰, 而用火之玄妙, 隨機應變. 若炁當旺, 徒用文火烹養, 不用武火逼升, 則眞陽發生之炁, 不升也. 若炁將衰, 專用武火逼升, 不帶文火調養, 則眞陽當升之炁不續也. 或起太明覺之念, 專在法訣, 不在元機, 是爲法之所縛, 眞炁者, 散也. 或升逢阻塞之處, 專用武逼, 不用文引, 是爲火之妄用, 眞炁亦散也. 眞陽上達, 專用武吹, 不帶文烹, 則炁漸散矣. 眞陽下墮, 專知用火, 不知沐養, 則機自敗矣. 是以炁旺過阻, 先用文火柔引, 而帶武火逼之, 及其炁旺逢斡, 則用武火吹逼旋機, 可當長之. 若過炁旺順行, 用武而兼文升. 若得炁行中和用文, 而獨默升. 若隨後天氣之回呼, 爲眞陽墮落之殺處. 須神火之扯攝, 用沐火之載養. 蓋沐浴者, 卽眞炁逢殺所用之大機, 是絶處逢生至要之妙法. 予撰此節妙義之用者, 專詳升候吸呼之息也.

自任陰脈而退符, 有六陰時之規則. 每規二十四息, 每息一呼一吸, 而吸呼之間, 卽生殺之門. 有降進息三位之機, 用武文浴三個之火. 因得眞液杳冥而待動, 是正午時初規而起息. 先用文火之引導, 後用武火之逼降, 再兼文武之並用, 可得眞液之降長. 因呼極而回吸, 則眞液隨吸升; 爲眞陰之殺處, 用沐火之覆養.

退符者, 卽起符, 烹煉眞陰, 從任脈下降也. 規則者, 卽坤策四六息數在陰時所用也. 自午至亥, 爲六陰時, 除酉浴數不同坤用, 其餘每時, 二十四息, 合爲一規. 其用每降, 一呼一吸, 合作一息, 其呼吸往來之間, 是陰降生殺之門. 蓋降進息, 武文浴之火候者, 乃先後天呼吸間之所用也. 降者, 卽先天炁發生旺時, 用後天氣呼逼下降, 爲明退陰符, 所用武催也. 進者, 卽後天氣呼極回吸, 則先夫炁, 隨吸上進爲暗進陽火, 所用文攝也. 息者, 卽先天隨後天之進, 用神意扯眞炁而息, 爲暗息陽火, 所用浴養也. 抑上文予續聯云, 息息皆有進火退符沐浴者, 卽此義也. 杳冥者, 卽動極復靜, 眞陰之景象也. 古云, 恍恍惚惚, 其中有象, 杳杳冥冥, 其中有精. 又云, 恍惚之中尋有象, 杳冥之內覓眞精. 蓋眞陽動則生恍惚之景, 眞陰靜則入杳冥之象. 待動者, 卽眞陰杳冥之靜時, 用文火溫養之待動, 待其眞液之生旺, 審察起符之火後. 古聖所云, 午候一陰生, 卽動極復靜之義. 故用文溫養, 乃靜極復生之理. 凡行周天十二時之中, 每時有陽動陰靜之候, 陽動, 所用武火吹逼升降, 陰靜, 所用文火溫養沐浴, 而文武火之用, 卽在其中矣. 蓋武火者, 卽呼吸之氣, 急重吹逼採取烹煉也, 而文火者, 卽呼吸之氣微輕導引, 沐浴溫養也. 夫文武火之所當用者, 隨觀炁候動靜衰旺也. 須當活法隨機應變, 須欲絲毫不可錯用. 或專用文火者, 則文火專用之; 或專用武火者, 則武火專用之; 或用不文火者, 則不文火用之; 或用不武火者, 則不武火用之; 或用文兼武者, 則文兼武用之; 或用武帶文者, 則武帶文用之. 或宜先者, 則先之; 或宜後者, 則後之; 或宜緩者, 則緩之; 或宜急者, 則急之. 其妙用莫測, 而言之難甚. 須欲自性默悟細思, 令會其炁, 用合自然, 方得眞炁升降, 運而不絶也. 按伍眞人云, 文柔之候, 用進而升, 武剛之候, 用降而退, 文不過柔, 武不過剛. 剛變而柔, 柔變而剛, 升而不離二炁, 降而能順四時, 合此義也. 故華陽師曰, 火候當行, 神炁亦當行, 火候當住, 神炁亦當住, 火候當起. 神炁亦當起, 火候當止, 神炁亦當止. 炁依神而行, 神依炁而住, 神行則炁行, 神住則炁住. 又云, 行于黃赤, 住于生殺, 起于虛, 止于危. 此節前半註專詳降候之理, 後半註升降並詳之義.

凡初從子時而採取, 須合神炁而進升. 則後天氣之下吸, 而先天炁之上升.

夫先天炁賴後天氣, 下吸而上昇也.

則後天氣吸極而回呼, 防先天炁隨呼而回降.

卽先天眞陰隨從後天吸氣回升也.

是升時之逢降; 用秘密之天機. 就在于回呼之轉處, 而內用沐火之神機, 乘載先天之炁, 攝住妄墮之機, 則後天氣吸而再吹, 而先天炁升而不絶. 必須每息如斯而行, 方得中炁斡旋而升. 數足三十六息,積乘子時一規, 此爲升候之呼吸. 一時之規則, 而其升用之規模, 每時之如斯. 乃升丑時第二規, 亦用如斯之法升. 數足三十六息, 積乘丑時二規. 乃升寅時第三規, 仍用前時之法升. 數足三十六息, 積乘寅時三規, 乃升卯時第四規. 卽是沐浴之本候, 雖是無數之規, 亦有火符之功. 但以眞炁薰蒸之機, 而其默運吹噓之升. 虛合三十六息, 積乘卯時四規, 乃升辰時第五規. 須依丑寅之息法, 數足三十六息, 積乘辰時五規. 乃升巳時第六規, 亦用前息之法升. 數足三十六息, 積乘巳時六規, 而爲乾陽六時之規則, 共得一百八十之息數. 乃升至午時而烹煉, 須合神炁而退降, 則後天氣之上呼, 而先天炁之下降.

夫先天炁仗後天氣上, 呼而下降也.

則後天氣呼極而回吸, 防先天炁隨吸而回升.

卽先天眞陰, 隨從後天呼氣回升也.

是降時之遇升. 用秘密之天機, 就在于回吸之轉處, 而內用浴火之神機, 布覆先天之炁, 扯聚妄升之機, 則後天氣呼而再吹, 而先天炁降而不絕. 必須每息如斯而行, 方得中炁, 斡旋而降. 數足二十四息, 積乘午時一規, 此爲降候之呼吸. 一時之規則, 而其降用之規模. 每時之如斯, 乃降未時第二規, 亦用如斯之法降. 數足二十四息, 積乘未時一規, 乃降申時第三規, 仍用前時之法降. 數足二十四息, 積乘申時三規, 乃降酉時第四規, 卽是沐浴之本候. 雖是無數之規, 亦有符火之功. 但其眞炁氤氳之機, 而其默運吹噓之降, 虛合二十四息, 積乘酉時四規, 乃降時第五規. 須依未申之息法, 數足二十四息, 積乘戌時五規, 乃降亥時第六規, 亦用前時之法降. 數足二十四息, 積乘亥時六規, 而爲坤陰六時之規則. 共得一百二十之息數, 復降丹田之原根, 仍用沐浴之溫養, 卽閏餘成歲之候, 爲周天模範之理.

候陽炁之再發, 卽明天之子時.

共得升降三百息之火符, 虛湊卯酉六十息之無數, 加歸根之閏餘, 乘周天之全度.

夫周天本有三百六十五度有零, 故加卯酉閏餘之數, 合成周天全度也.

凡有陽動, 必煉一周, 則火易足, 而速止也.

伍眞人曰, 凡遇陽炁之所動, 必須採煉之一周, 使之機動而復動者, 煉其炁周而復周也. 因動而復煉因煉而復周, 如此周煉, 其火可以易止. 若不周煉, 其火不能速止.

如斯周積, 不過百日, 則精不漏, 而返炁矣.

百日者, 大允也. 年少者, 與工勤者, 則成之速也. 年老者, 與工怠者, 則成之遲也. 豈可定其日期? 總以止火景至爲主.

蕭紫虛曰, 防火候之差失, 忌夢寐之昏迷.

時至藥生, 而神不覺採取, 則當面錯過矣. 採藥有候, 而神不知其候, 則眞炁走失矣. 或當起火而法不明, 或多昏睡, 而神不靈當進火不知進火, 當退符不知退符, 知進火不知起止之地, 知退符不知起止之處, 當沐浴不知沐浴, 當歸根不知歸根, 黃赤二道, 茫然不見, 循環火足, 景到茫然, 不知當止, 俱失造化之機緘矣. 此乃小周天, 百日之危險, 一路甚多. 皆因差失火候, 神意昏迷而不知也. 故正陽翁所云, 果然百日防危險者, 防此危險也. 能知防危慮險者, 而火可以速止, 而景可以速到, 則採大藥之候, 而必得矣.

正陽翁云, 丹熟不須行火候, 更行火後必傷丹. 簫眞人云. 切忌不須行火候, 不知止足必傾危. 紫陽眞人云, 未煉還丹須速煉, 煉了還須知止足. 若也持盈未已心, 不免一朝遭殆辱. 崔公入藥鏡曰, 受炁吉, 防成凶; 火候足, 莫傷丹. 此皆言小周天之造化. 火到丹熟止火之時候也. 翠虛篇曰, 西南路上月華明, 大藥還從此處生.

西南卽坤地, 喩丹田也. 月華喩炁發之光輝也. 自自之臍, 一路皆有虛白晃耀之發也. 是陽炁上達, 所麗於目, 如月華之明也, 則外腎如馬陰藏相之形, 是龜縮不舉之明證, 而內腎盲放光動地之景, 是陽光發現之明證. 別外有景, 在於眉間, 待至二現三現之發, 乃是火足止火之候也.

伍眞人曰, 兩眉之間, 號曰明堂, 卽陽光發現之處, 定火足當止之候. 按陽光之發時, 如電光之所掣, 虛空生白, 暗地見鍼, 是也. 當煉精之時, 卽有一現之景, 而斯時之際, 則火未全之候, 乃淫根之不縮, 是火候之不足. 仍待陽炁之復生, 卽當採運之周天. 須至採煉, 而至多番, 周而復周, 靜而復靜務期圓滿. 三百妙周天之限數. 當宜入定, 培養其眞陽之發輝, 靜候陽光而之二現. 及其靜定, 而之極時, 忽然眉間又掣電光, 虛室生白. 暗地見鍼, 此爲陽光二現, 是也. 夫陽光旣有之二現, 則陽炁可定於炁根.

  到此之時, 陽關已閉, 無竅可通, 淫根不擧, 如龜之縮. 無精可煉火候乃足, 則當止也.

總有動機, 亦去其火; 惟宜入定, 培養眞陽; 靜候陽光, 而之三現, 及其虛靜, 而之極時, 忽然眉間又掣電光, 虛空生白, 黑地見鍼, 此爲陽光三現是也.

  則眞陽團聚, 而大藥純乾, 方得陽光三現景到, 則其炁根之內, 已有大藥之可採也.

要知火足止候, 令觀景兆眉間, 當自二現爲始, 而至三現爲終.

  若是至於四現, 則眞精陽炁而溢出於外, 化爲後天有形之精矣. 此由不依止法, 妄自行火之過耳. 不知三現之時, 已有大藥而可採也.

附藥産逐節景驗歌.

  按衆喜粗言之爲証.

虛極靜篤待藥生, 外腎擧動龜頭伸. 名曰一陽初發動, 回光返照起巽風, 呼吸往來須勤採. 歸爐內氣穴存. 綿綿息息爐中煉, 自鼓自扇息歸根. 猶如風霜吹爐火, 燒得精化爲炁行. 神呼氣來氣歸竅. 無孔簫吹兩頭音. 須微意入動氣處, 招攝動氣靜歸宮. 動則施功靜安睡,

強健煅煉猛火烹, 龜縮卽止宜靜養. 丹田溫煖融和生. 氣若往外神亦
往, 故要心意定不昏. 必要專心用誠意. 不起毫念不染塵. 藥若歸爐
要封養, 溫養沐浴封固勤. 溫養卽是沐浴號, 沐浴卽是寂滅心. 封固
令藥不外馳. 定息巽風入定神. 了心了意定坤位. 再候藥生發意升,
倘有微慾外腎動, 切莫煅煉採取行. 恐成幻丹胎難得. 虛極靜篤生是
眞. 外藥來是龜梢痒, 猶如走洩一般形. 要用爐火風箱扯, 火燒精化
往上升. 急用武火過鵲橋, 搬運意引上天庭. 神氣沖和過關去, 靈霄
溫養文火行. 陽極陰生降鵲橋, 仍用文火順下勤. 中田依舊文火照,
薰蒸安排把丹成. 再候消息藥又來, 照前施功再調行, 調至精滿有驗
到. 二目金光小藥生. 雷鳴一聲眞氣跳, 腦后鈴響耳風聲, 氣穴猶如
湯火熱. 暖氣推出陽關門, 回到丹田至尾閭. 趨來趨去腿腹存, 如浴
初起煖氣融. 此不老嫩藥當令, 正好採取周天運. 久久內照行莫昏,
運行周天心息依. 不可太速太遲行, 須依乾九坤六數. 進火退符爲章
程, 運上乾宮交媾罷, 復下坤宮歸原根. 運罷河車君再睡, 來朝依舊
接天根. 又言丹田眞炁發, 必須煉一周天身. 煉精不動龜頭縮, 文火
溫養靜候辰. 薰蒸靜候陽再發, 周而復始現光明. 自目至臍光虛白,
周天運動如車輪. 不運周天火難止, 大藥難生功難盈. 煉到元精不動
止, 行住坐臥念莫生, 靜候眉光如電發. 候至二現恐氣生, 不可採取
再宜靜. 候至三現可採勤, 專視中田七日採. 下田靈苗自然生, 大藥
初起形如珠. 二腎熱如滾水淋, 丹田猶如猛火熾, 腦後雷鳴耳後風.
一聲迸響藥卽至. 此時大藥應驗奔.

　　欲知河車超脫法, 下文詳註甚分明.

大藥過關服食口訣

昔伍眞人授吉王太和曰，如是陽光旣到三現之時，純陽眞炁已凝聚於鼎中．但隱不出，採用七日之功，始見鼎中，火珠呈象．袛內動生不外復馳，故名眞鉛內藥．又名金丹大藥，別名火中金蓮，異名水裡玄珠．則其喻名雖多，袛一眞精陽炁，卽七日來復之義也．蓋初採而言呼吸之火，須任火而候自然之運，絕不着意於火，亦不馳意於火．此乃先天純陽之炁，能生後天眞息之火．則火與藥，同根而生，故言其藥，不言其火．而火只在其中，方合玄機之火．此時用火，當宜入定，而用眸光專視之功．且日間用雙眸之光專視中田，而夜間用雙眸之光收留不息，如是之採，大藥自生．陰符經曰，機在目者，卽此義也．

蓋採生之理，有四說焉．一曰交媾而後生者，心中元神屬無形之火，腎中元炁屬無形之水．蓋心中無形之火神，乃因眸光專視得凝於上，則腎中無形之水炁，自然熏蒸上與元神交媾，而無上下間隔矣．且無形之水火，旣於上之交媾，則積久純陽眞炁，乃自然團成大藥，而形如火珠，發露於下矣．如天地氤氳而萬物化生，蓋無形生有形，自然之理也．古云，玄黃若也無交媾，怎得陽從坎下飛，卽此義也．二曰勾引而後生者，雙眸之光，乃是神中眞意所寄，眸光所至眞意則生．眞意屬土，卽中宮之黃婆，爲勾引之媒妁，黃婆勾引於上，則大藥自相

隨, 而出現於下矣. 古云, 中宮胎息好黃婆, 卽此義也. 三曰靜定而後
生者, 元神因眸光專視, 凝歸於上之本位, 而得定機. 則元炁亦凝歸
於下之本位而得定機. 神炁俱得定機, 由是元炁成形, 因定而生動,
祗動於內, 而生於內矣. 古云, 採眞鉛於不動之中; 又云, 不定而陽
不生, 卽此義也. 四曰息定而後生者, 此後天自運之火, 與先天元神
之炁, 每得定機也. 蓋先天元神之炁, 乃因眸光專視而定於上之本位.
則後天自運之火, 亦因神炁伏定, 而歸於下之炁根. 則各有所歸依,
而無上下運行矣. 眞息一定, 大藥自然生; 眞息不定, 大藥必不生也.
古云, 定息採眞鉛, 卽此義也. 此四說者, 皆以眸光爲招攝, 故其生之
意, 乃爾也.

　　昔邱祖傳一偈曰, 金丹大藥不難求, 日視中田夜守留, 水火自交無
上下, 一團生意在雙眸, 旨哉此偈也.

　　須知大藥生時. 六根先自震動, 祗知丹田火熾, 兩腎湯煎, 眼吐金
光, 耳後風生, 腦後鷲鳴, 身湧鼻搐之類, 皆得藥之景也. 大率採藥
至三四日間, 眞意定未極時, 得藥六景, 次第而現. 若是採藥, 至五
六日間, 眞意定已極時, 火藥自然同根而生. 故七日之期者, 亦大概
之言也.

　　佛宗所云, 天女獻花, 龍女獻珠, 地湧金蓮, 合此意也.

　　旣有六根震動之景象, 當宜過關遷入於中田. 先明藥行之險處, 次
固六根之不漏. 且大藥之發生, 而不附其外體, 祗動炁穴之內. 而其
炁穴之下, 卽尾閭界地, 有四通岐路, 上通心位, 下通谷道, 前通陽

關, 後通尾閭. 前後二竅, 實而不通. 谷道一竅虛而且通, 是氣液所通之熟路, 乃平日所有之舊事. 尾閭谷道, 一實一虛, 故名下鵲橋. 至夾脊玉枕二關. 與鼻上印堂一竅, 體實俱塞, 呼吸不通. 鼻下之孔, 虛而且通, 是氣涕出入之門. 乃呼吸往來之路, 印堂鼻孔, 一實一虛, 故名上鵲橋. 此乃大藥過關之竅. 阻塞險處旣明矣. 然則防危慮險之功, 尤當不可不知也. 下鵲橋之谷道, 用木座而抵住, 所以使身根不漏也; 上鵲橋之鼻竅, 用木夾而牢封, 所以使鼻根不漏也; 含兩眼之光, 勿令外視, 所以使眼根不漏也; 凝兩耳之韻, 勿令外聽, 所以使耳根不漏也; 齒唇相合, 舌抵上齶, 所以使舌根不漏也; 一念不生, 一意不散, 所以使意根不漏也. 此爲六根不漏之訣. 還有外固至嚴之具, 當明大藥發生之時, 而有流動活潑之機, 立定天罡幹運之主隨其自然飛昇之勢, 而上騰心位; 心位不貯, 轉向下田界地; 而前沖陽關, 陽關已閉, 轉向下田界地; 而後沖尾閭, 尾閭不通, 轉向尾閭界地, 而下奔谷道. 谷道易開, 若無法器制伏, 則大藥洩出, 而前功廢却. 此爲下鵲橋危險之地也, 卽古聖所謂走丹之處耶. 故務用木座, 其狀如饅頭, 覆棉取軟坐, 而抵住谷道, 然則陽關難閉, 木座連而抵住, 而令其勢上聳, 不使大藥不漏. 斯爲外固之具. 又有內固之秘. 夫大藥旣沖尾閭不透, 而其勢則從谷道下奔. 纔見大藥下奔谷道之時, 卽用微意輕撮谷道之禁. 斯爲內固之至嚴. 能保大藥不奔馳, 亦有不下奔谷道之理. 卽不必輕撮谷道之事, 惟用過關之正功, 而有行住之秘機. 祇附大藥遇阻尾閭不動之時, 若用眞意導引, 則失唱隨之機. 然絶導引之頻急, 則總難過關也. 故有善引之助功, 而自然過關也. 纔見遇阻不動之處, 卽用一意不散之守, 凝神不動以待自動. 然則動而後引, 不可引而後動. 待其大藥自動沖關, 關前三竅, 自中竅升, 隨其自動沖關之元機, 而有兩情相知之微意, 輕輕引上, 自然度過尾閭; 默默柔行, 自然升於夾脊. 關前三竅髓阻不通. 大藥遇阻不動於是一念不生, 凝神不動以待自動. 隨其自動元機之沖關, 而有兩情相知之微意, 輕輕引上, 自然度過夾脊; 默默柔行, 自然升至玉枕. 關前三窺髓阻不通, 大藥遇阻不動. 於是一念不生, 凝神不動, 以待自動. 隨其自動元機之沖關, 而有兩情相知之微意, 輕輕引上, 自然度過玉枕; 徐徐柔升, 自然直貫頂門, 向前引下, 至於印堂. 乃印堂髓阻之不通, 自轉動鼻孔之虛竅, 若非木夾, 爲之關鎖, 幾何而從此竅洩出, 則前功廢矣. 豈不可痛歟! 此爲上鵲橋之大危險矣. 故須用木夾之爲預防也. 而預防之有具, 則大藥不致其外馳; 從鼻竅之抵附, 則印堂遇阻而不動. 惟是一念不生, 而且凝神不動, 待其自動. 元機之相隨, 而有兩情相知之微意, 輕輕引下, 自然度過印堂; 默默隨之, 自然降下重樓, 猶如服食, 入於神室. 急將心目, 合於大藥, 左旋右轉, 四九而定; 右旋左轉, 四六而定. 性命盤聚于中宮. 斯謂之道胎結成. 點化陰中之識神, 又爲之乾坤交媾.

蓋通中下之二田, 合而爲一之照養, 此爲大藥過關服食之正功, 又爲大周天無火候之法輪耳.

　　昔邱老祖作一偈云, 金丹上沖幹天罡, 何患阻橋又阻關, 一意不生神不動, 六根不漏引循環, 旨哉此偈也. 佛宗所云, 未有常行而不住, 未有常住而不行, 卽此義也.

採得大藥, 服食之候, 三關九竅, 阻塞之處, 盡已開通, 須知此後. 惟賴元神寂照二田, 虛境不離, 方得二炁. 發生運養. 自然不絕, 通於正路, 升降循環, 可知此火不用意引. 自運不已, 有如斯也. 惟是不見有火之形相, 方合不有不無之文火, 爲大周天之火候也.

夫火旣不用意而引, 而亦切不着意於火, 而神旣寂照于二田, 亦不可着意于二田. 且此二者, 而防其滯碍於元神, 俱失大圓鏡之智用.

故沖虛眞人所云, 初行大周天之火, 元神雖居中田, 而運兼合下田, 以爲二炁之妙用, 皆是二田之落處. 故必須元神寂照中下二田, 而相與混融化成虛空大境. 使二炁爲助神結胎, 而二田爲結胎之別.

二田者, 黃庭屬中田, 炁穴屬下田也. 二炁者, 先天是元炁, 後天是呼吸也.

元炁爲結胎之本, 呼吸爲養胎之源, 中田爲結胎之所, 下田爲滋養之基. 故服食於二田之虛境, 而培養其元神之陽明. 若孤守一田, 若着意二田, 則元神有滯碍之不靈. 豈不失大圓鏡之智用? 慧命經云, 舍利過關之妙法, 以靜而照, 以柔而用; 蹊路險危, 防上下之馳散; 待動而引, 柔護而行; 以文火而薰, 以二炁而養, 以寂照而並修, 以雙忘而定靜, 則道胎之法而得矣.

十月道胎口訣

夫既採得金丹大藥，逆運河車，透過三關，入於神室，點化陰神，則其識性自然漸死。然則必用神光寂照，須臾不離。中下二田合成虛境，應無所住，則其陽炁自然動生，與真意相合，聚運於神室。而元神得其培養以相煉，卽能點化神中之陰；陰神賴其降伏，而念慮自然不生，又能培補神中之陽。陽神益其愈明，而昏睡自然漸消，則神受炁制伏不馳；而炁依神凝結不散，相親相戀，如磁石之吸鐵，不離不捨；如水銀之投鉛，自然而然合爲一體。一得允得，合無馳散安穩自在，快樂自如。則識性漸漸消磨，而真性漸漸靈覺，妄念絕無，正念自存，卽儒所謂允執厥中，而道所謂抱一守中。而又不可苦寂無爲，則當以性專求二炁，運養元機，培補胎神。

元炁爲結胎之本，呼吸爲養胎之源；元炁有生活之理，呼吸有資養之機。元炁生時使而歸源，助我胎之圓滿；呼吸綿然，使而朝此助我胎之化育，則心依乎息，而息隨乎心心息相依。神炁相含，如理而來，如理而去，如有如無，不急不縱，聽其自然，任其自如，調其息定，養其神明。道胎初凝，後天之息，本似于有不着于有。聖胎既結，意在其中，寂然不動，心常覺悟。勿忘勿助而養，勿寂勿照而溫，自然氤氳二炁，升降循環不絕。運養中下二田，不見有火之相。釋云不得勤，不得息. 儒云有若無, 實若虛. 漸則離塵至於寂滅. 毋執其一, 而迷其二. 靜極生動, 太空之炁, 自明堂來, 歸于中宮鼓我閬闠之動機, 使入其炁之周流, 逐去臟腑之陰氣, 變成純陽之乾體. 三百六十之骨節, 八萬四千之毫竅, 無不通達, 打成一片, 凡軀自忘, 道胎自存. 昏昏默默. 渾渾淪淪, 則神入其炁中, 而炁包乎神外, 即我虛無寂滅之性, 在於氤氳瑞氣之中. 外則陽光發現之全體, 內則一派天然之佛性, 無形無象, 無內無外. 則性朗朗兮, 如秋月之明; 而命融融兮, 如薰蒸之醉; 其骨肉如沐浴, 而心性似太空, 通達無爲兮. 安寂六根, 靜照八識兮. 空盡五蘊, 雖有運養循環之元機, 而其眞性安然之無餘.

夫性命圭旨曰, 蓋嬰兒旣宴坐靜室, 安處道場, 須藏以玄玄, 守以默默, 始則藉坤母黃芽以育之. 繼則聚天地生意以哺之此感彼應, 發邇見遠. 其中自呼自吸, 自闔自闢, 自動自靜, 自由自在, 若神仙逍遙於無何鄕, 似如來禪定於寂滅海. 旣到此太安樂處, 仍須要密守關元, 無令外緣六塵魔賊所侵, 不許內結煩惱奸臣所亂. 若坐若臥, 常施瑩淨之功, 時止時行, 廣運修持之力, 遂得六門不漏, 則其一道常通, 眞體如如, 丹基永固矣. 朝夕如此衛護, 時刻如此保守, 如龍養珠, 如母育子, 不可頃刻暫忘亦莫刹那不照, 鐘祖曰, 孩兒幼小未成人, 須籍坤母養育恩, 已證無爲自在心, 更須溫養保全眞. 李淸庵云. 丹從不煉煉中煉, 道向無爲, 爲處爲, 息念息緣調祖炁, 忘聞忘見養嬰兒. 呂祖曰, 腹內嬰兒養已成, 且居市暫娛情, 無端指大剛鐃舌, 却入白雲深處行. 蓋溫養嬰兒, 乃作神仙之大事, 若養育失調, 嬰兒就有棄殼之離變, 此時着實提防不可輕縱出去. 則一出之迷途, 遂失舍之無歸. 白玉蟾師, 有重整釣魚筆, 再所秋筠節之嘆. 上陽子曰, 旣達返還九與七, 此節木金三五一, 炁全神壯換胎時, 照護嬰兒休遠出, 防護之訣. 密固三要爲緊, 卽參同契云, 耳目口三寶, 閉塞勿發通, 眞人潛深淵, 浮游守規中. 其法只是以目觀目, 以耳聽耳, 以鼻調鼻, 以口緘口, 潛藏飛躍, 在正一心, 則外無色聲臭味之牽, 而內無意必固我之累, 自然方寸虛明, 萬緣澄寂, 而我本來赤子. 怡怡然, 安處其中矣. 雖然外固三要, 尤要內遣三害, 夫三害者, 邪念煩惱瞋也. 道覺師曰, 修此戒定慧, 斷彼瞋貪癡, 蓋貪癡易於制伏, 惟有瞋恚難降. 瞋恚之火一然, 胎眞去如奔馬, 眞待大滅煙消, 方纔歸於廬舍. 念火不懲, 必有燎原之患. 慾水不室, 豈無淸川之灾. 一念瞋恚起, 具入萬障門, 今要去瞋恚之法, 惟老子之曰損. 周易之懲忿, 世尊之覺照. 夫妙普師云, 瞋火正然時, 我以覺照之, 猶如湯消氷, 了了無分別, 蓋瞋火非實有體, 皆從無名而來. 須求自然智, 而破無名殼, 則無名變成慧炬, 而瞋火化作心燈, 瞋之一毒旣消, 八萬四千煩惱亦滅. 蓋邪念者, 念有念無, 念善念惡, 俱是邪念. 不念有無, 不念善惡, 俱是正念. 佛經曰, 善男子, 我等住於無念法中, 得如是金色, 三十二相, 放大光明, 照無餘世界. 李之才云, 念之天理, 則明月之當空, 念之人欲, 則浮雲之蔽日. 天隱子曰, 不暗不聞存覺性, 無思無念養胎仙. 尙書曰, 惟在克念作聖.

但看靜極之時, 忽覺一輪浩月懸于當空.

　　月自丹田, 升于目前.

用意收留之候, 忽然一輪紅日升于月中.

　　日月並合.

用法收回, 而藏中宮, 定靜之中, 習乎寂滅.

一念不生.

有無之場, 還乎渾然.

眞性虛空.

故曰無爲者矣.

虛空之至極矣.

且大道本來無窮, 靜極生動, 有一物上合於道胎, 則法輪又當於重轉.

萬物極則遠原, 而大道亦然矣. 夫靜極生乎動機者, 有一點純陽之物, 從湧泉自升中宮, 與道胎合而爲一, 則自往下轉, 由尾閭而上乾頂, 降于中宮, 是助胎之至寶, 故當重轉矣.

靜而又靜, 滅而又滅.

手無六脉, 鼻無出氣.

守定三四月之間, 二炁因元神之寂照, 則臍輪間所動之機, 而甚微矣. 元神因二炁之培育, 則元機定所得之證, 而眞空矣. 守定五六月之間, 胎息因神炁之照養, 則炁漸滿, 所食之性, 而甚絶矣. 神炁因胎息之漸住, 則陽漸明, 所睡之性, 而全無矣. 若守至七八月之間, 所得神炁照養已滿, 則胎神將足, 而性無昏睡, 則心不生滅而智慧漸明, 獨存寂照之元神, 以爲胎仙之主宰矣. 若守至九十月之間, 皆因元神寂照之久, 則二炁俱定. 而百脉俱住, 則胎全純陽, 而神歸大定. 於是定能之生慧, 自有六通之效驗矣.

　　衆喜粗言日, 初入定時養胎神, 火候煉氣成胎形, 神微胎成化嬰兒. 此忌火候最難行, 微有微存無眞無. 二炁將定成虛靈, 守定三月二氣微, 微動臍輪隱隱存. 四五月守二氣定, 食性已絶不飢瞋, 獨存元神寂照胎, 人法雙忘將斷形. 六七月守無生滅, 昏睡全無內足神. 八九月守百脉住. 守至十月胎滿盈. 十月工夫溫和守, 照養中田日夜存, 神歸大定定生慧, 可得六通盡知明. 十月胎全神出境, 中田由至上田門, 坤母謹愼來照顧. 六大神通莫顯行, 緊守誠養牟尼寶, 久久胎足雪花雰. 若存若忘日夜守, 然後存忘二無形, 若無微無原不無, 空不空而如來眞. 若有一毫思念意, 餘陰尙有還未淸, 又有一毫雜念起, 還未純陽不現神. 防氣不足難斷食, 總有餘陰不斷根. 若有一分口鼻氣, 還有一分陰在身, 人有一分陽不死, 佛有一分飮不成, 直待昏沈意盡絶, 散亂念慮毫無存. 此時方爲純陽胎神之果滿, 可畢十月中關道胎之事矣.

所云二炁全定, 只知有神, 不知有炁, 故曰空不空, 如來藏. 其法當如空之時, 而頑然乎如空者, 則墮於斷見. 故如空而不空, 此正是寂而常照也. 當不空之時, 而只知乎不空者, 則墮於長見, 故不空而如空, 此正是照而常寂也. 一到大定, 渾然合一, 則出神景, 自然至矣. 佛宗所云, 初禪念住, 二禪息住, 三禪百脉住, 四禪滅盡住, 合此義也.

所云六通者, 第一漏盡通, 卽是前節修命工夫, 得小周天煉成金丹, 過後三關, 拳拳服膺, 結成道胎, 修圓佛性, 則得變化神通之法, 然後方有六通之證.

此爲之漏盡通.

第二天眼通, 能見天上之事, 第三天耳通, 能聞天上之言, 第四宿命通, 能曉前世之因, 第五他心通, 能知未來之事, 惟有第六神境一通, 乃是識神, 最喜用事. 若不保伏心君, 卽爲識神所轉, 卻喜得能修有證, 而喜魔已入於心, 或喜人間之禍福, 或喜未來之事機, 禍不旋踵, 而自至矣. 切忌慧性而不可用, 更宜沐浴, 洗滌其心, 則能轉識之成智, 始能証胎之圓性. 古云, 三萬刻中無間斷, 行行坐坐轉分明, 所以發明十月養胎, 祇在綿密寂照功夫. 蓋綿密寂照之功者, 是沐浴所用之義也. 古云, 一年沐浴, 防危慮險, 防其心念不定, 則陽未純; 慮其意念不靜, 則陰未盡. 當知洗心滌慮, 正是寂而常照, 爲沐浴之首務. 因得二炁不動, 正是照而常寂, 爲沐浴之正功. 須知其炁薰蒸, 正是綿而又密, 爲沐浴之大義. 默識氤氳和暢, 正是密而又綿, 爲沐浴之仙機. 外則手無六脉, 鼻無微息; 內則心無虛妄, 性無生滅. 佛性融融然如景日, 慧光耀耀然如浩月, 正是眞空無爲之景, 禪定三昧之樂. 六祖所曰, 禪心無想, 禪性無生, 合此義也. 如來佛云, 分明不受然燈記, 自有靈光耀古今.

此乃一性圓明, 不爲物欲之累.

及其胎圓炁足, 是有雪花飛揚. 寂無師云, 胎圓節至雪花霏, 念動飄空上頂機. 華嚴經云, 世尊從白毫相中, 放大光明名如來出現.

或放白光, 或放金光.

斯是出定景到, 則當調神出殼矣.

　　且附道胎六訣. 凝結聖胎訣, 五氣朝元聚靈臺, 先天種子已半栽, 如痴如醉如昏睡, 恍惚窅冥結聖胎. 溫養聖胎訣, 專一猶如雞抱卵, 至誠恰似蚌含珠, 時時靜守虛靈竅, 免得爐中水火孤. 防危慮險訣, 陽氣未純猶有險, 餘陰不盡要防危, 後天滓質如消化, 可保胎元莫損虧. 十月胎圓訣, 十月工夫胎始圓, 後天化盡先天全, 清清靜靜別無物, 非色非空一自然, 待時脫胎訣, 脫化原來有日期, 錯前錯後俱非宜, 誠中達外無容强, 瓜熟自然蒂落離. 嬰兒出現訣, 守定黃庭養谷神, 形全氣足火停輪, 乍富一響天門破, 跳出金剛不死人.

欲知出神收神妙法, 詳見下文而可明白.

胎足出神口訣

且論胎圓炁足之時，必有天花亂墮之候。此爲出神之景至，則當調神之出殼。

天花亂墮者，靜定時候，泥丸宮內，白豪相中，或放黃白之光輝，猶如雪花之霧霏，此謂胎足之出景，則當調神之出殼。若景至而不出，是爲之守尸鬼，則不超脫，難入聖界，亦無神通之智慧，卽無變化之愚夫，未到大定，無出定景。若是妄出，則入魔道矣。

卽當移念於頂門上，而神光隨念之所出；卽離凡身於三五尺，而眞性隨入之光中。一意不散，慎勿乎驚恐；一切莫認，防魔乎侵撓。

蓋初出神之景時，而有外魔之侵撓，或化諸佛之來誘，而言禍福與異事，或化奇景之勝地。切莫對答乎認眞，又是平日之識神，後心所欲之隨現。古云，道高一尺，魔高一丈，合此義也。

團聚神光滿如月輪，隨性收攝歸于上田。惟神寂照通於中下之二田，相與混融化成虛空之大境。則謂存養之全體，又爲乳哺之首務。仍用沐浴之原功，須養一七之再出。一輪金光，本身所有之靈物，收攝歸宮，是爲化形之妙本。

按直論中吉王太和所問神已純全, 胎已圓滿, 必不可久留於胎則宜用遷至上田, 以加三年乳哺之法, 則有全體, 大用之功, 義旨如何? 伍子答曰, 上丹田, 又名泥丸宮, 乃陽神復歸之本宮. 蓋初出之陽神, 如嬰兒之少時, 無壯健之大力, 賴乳母之哺養. 倘拘神于上田? 或看意于上田, 則失還虛之義旨, 大悖乳哺之養育. 蓋存養之全體, 是出收之大用, 不是着意之上田, 惟神寂照之上田, 相與混融之三田, 化成虛空之大境, 斯爲存養之全體, 乃是乳哺之首務. 待至存養之功純, 自有出神之景現. 忽見空中之白光, 猶如雪花之飛揚, 則當移念之天門, 團聚神光之月圓, 則性隨入之收攝, 而歸泥丸之本宮. 仍用乳哺之功養, 當效天花之爲信, 出則以太虛爲超脫之境, 收則以上田爲存養之所, 出收之一次, 存養之一七, 則候出景之當出, 若無出景之勿出, 或至二七之再出, 或至三七之再出, 出收則以此漸法, 存養亦以此漸法. 夫化形者, 呼吸之火, 能化穀精, 而助元精, 神意之火, 能化元精, 而助元炁, 元炁之火, 能化呼吸識神, 而助元神靈光, 元神之火, 能化允神俗骨, 而還虛助道, 卽此靈光也.

須知出收之時少, 而用存養之功多; 初出宜暫不宜久, 宜近不宜遠; 初收宜速不宜閑, 宜靜欲宜正; 始之或出一步而旋收, 或出多步而旋收; 久之或出一里而旋收, 或出多里而旋收, 若至百里千里之出收, 切不可躐等而就至矣. 皆以一次二次之漸法, 至出收純熟方遠騰矣. 蓋陽神之初出, 如嬰兒之幼小, 用乳哺之養育, 以漸法之調煉, 而至老成之力足, 古可出入之遠遊. 若初出之時候, 防天魔之來試, 欲亂我之心君, 而迷失之難歸. 須要小心之謹愼, 方全虛空之性體. 欲煉乳哺之三年, 而得陽神之老成, 方可出入之化身, 則能通達之天地, 入金石之無碍, 入水火之不害.

蓋漸法者, 初次由近而出, 由近而收, 再次漸遠而出, 漸遠而收, 漸出漸收, 漸乳漸養, 出之純熟, 養之老成, 必煉三年, 方可化矣. 衆喜粗言曰, 十月胎足出天門, 上田現出一靈神. 速出速入防魔滅, 恐防六賊不盡根, 又恐息氣口鼻出, 神隨息出一同行, 切難防手遊遠去, 恐失迷途不回程. 只要入內來將息, 定在泥丸保養神. 有不有來虛空照, 無不無來過養存, 不着不離宜愼養. 定心護守保虛靈, 定至天花飛亂墜, 還要速出速進門, 不令久去往外走, 不令見聞遠美形. 一步二步須照管, 一里二里速回程. 漸出漸入漸乳哺, 漸養漸大漸壯身, 足養三年能變化, 通天徹地可放心. 蓋天魔來時, 一意不散, 一塵不染, 靈臺湛然, 本無一物, 魔自何來? 所云此時之魔, 有雷擊水火之魔, 天崩地塌之魔, 刀兵殺神之魔, 美色音樂之魔, 奇異吉凶之魔, 傷他生命冤債之魔, 身生毒瘡大病之魔, 舊日識神變化之魔, 無數不祥之魔, 來試道行之根, 切莫而認, 定心而收, 必須行善, 積德功多, 而能勝之. 若是認眞, 被魔誘去, 而功廢之, 須用最初功純, 則魔不相干犯矣.

蓋大道者, 靜極而生動, 動極而復靜, 理之必然. 所謂璇璣復建於子動, 眞物再動於靜極.

此謂至陽之物, 靜極復生乎動, 所謂陽無剝盡之理.

若夫至人, 重立乾坤, 再造日月, 推情合性, 轉而相與, 重行玄妙道, 再立戒定慧.

凡修煉之士, 旣得此物來, 收聚于內, 將所出之法身, 亦歸于內, 合而爲一, 長入乎大定矣. 定則不已, 至於無極, 而至於至極矣.

夫存養性功者, 卽宴息冥心也. 乃深居靜室, 端拱默坐, 一塵不染, 萬慮俱忘, 無思無爲, 任運自如, 無視無聽, 抱神以靜, 無內無外, 無將無迎, 離相離空, 離迷離妄, 體含虛寂, 常覺常明. 但冥此心, 萬法歸一, 則嬰兒安居于清靈之境, 棲止于不動之場, 色不得而碍之, 空不得而縛之, 體若虛空安居自在矣.

故達觀禪師曰, 色不縛兮空不碍, 宴息冥心觀自在, 大千萬有返歸無, 世界壞時渠不壞. 潭長眞曰, 嬰兒移在上丹田, 端恐冥心合自然, 修到三千功行滿, 憑他作佛與昇仙, 此處是純一不雜工夫, 豈可容纖毫情想之念? 但起希仙作佛之心, 便墮生死不出之窾. 關尹子曰, 若有厭生死心, 超生死心, 止名爲妖不名爲道.

蓋淸淨體中, 本無一物, 空空蕩蕩, 晃晃朗朗, 一無所有. 一切無住, 不依無住而住, 不依有住而住. 心無所住, 住無所心. 了無執着, 無住轉眞, 無住之心, 是爲眞心.

禪源集云, 夫言心者, 是心之名, 而言知者, 是心之體. 荷澤師云, 心體能知, 知卽是心, 心本空寂, 至虛至靈. 由空寂虛靈而知者, 先知也, 由空寂虛靈而覺者, 先覺也. 不慮而覺者, 謂之正覺, 不思而知者, 謂之眞知. 故祖師云, 空寂體上, 自有本智, 能知卽此空寂之知, 便是達摩所傳淸淨心也. 心常寂, 是自性體, 心常知, 是自性用.

所以六祖云, 一切萬法, 不離自性. 自性自知, 自性自見, 自性自悟, 自性自度. 悟性還易, 了性甚難. 故了心也者, 了此心也, 了心則心無其心矣. 無心之心, 是謂眞心, 眞心是性, 眞性是心. 太上曰, 了心眞性, 了性眞心, 空無空處, 無處了眞, 此謂眞空不空, 空無所空, 卽是了見本心也.

麗居士曰, 十方同聚會, 箇箇學無爲, 此是選佛場, 心空及第歸, 與夫空覺極, 圓空所空滅, 卽是了見本性也. 華嚴經曰, 法性本空寂, 無虛亦無見, 性空卽是桃, 不可得思量.

原夫性體本空, 性體本定, 無空無無空, 卽名畢竟空; 無定無無定, 卽名眞如定. 雖修空不以空爲證, 不作空想, 卽是眞空也. 雖得定, 不以定爲證, 不作定想, 卽名眞定也. 空定衡極, 通達無碍, 一旦天機透露, 此時慧性靈通, 乍似蓮花開恍, 如睡夢覺, 忽然現出乎乾元境界, 自然充滿乎上天下地, 而無盡藏也. 此是心性常明, 炯炯不昧, 晃朗宇宙, 照徹古今, 變化無方, 神妙莫測. 雖具肉眼, 而開慧眼之光明, 匪易凡心, 便同佛心之知見. 乃是見性見到徹處, 修行修到密處, 故得一性圓明, 六通頓足. 何謂六通? 玉陽師曰, 坐到靜極時候, 陡然心光發現, 內則洞見肺腑, 外則自見鬚眉. 皆神踴躍, 日賦萬言, 說妙談玄, 無窮無極, 此是心境通也. 神通變化, 出入自如, 洞鑒十方眾生, 知他心內隱事, 他雖意念未起, 我心先知; 他雖意念未萌, 我心先覺, 此是他心通也; 身在室中, 不出廬舍, 預知未來事情, 能見隔墻物形, 此是神境通也; 能聞十方之音, 如耳邊音, 能憶生前之事, 如眼前事, 此是天耳通也; 正坐之間, 霎是迷悶, 混沌不分, 少頃心竅豁然大開, 地理山河如觀掌紋, 此是天眼通也; 或晝或夜, 入於大定, 上是天堂, 下是地獄, 無量劫來, 生死緣由, 觀得透徹, 此是宿命通也.

子思曰, 心之精神之謂聖, 故心定而能慧, 心寂而能感, 心靜而能知, 心空而能靈, 心誠而能明, 心虛而能覺. 四祖所曰, 一切神通作用, 皆是自心感現. 嬰珞經曰, 神名天心, 通名慧性, 天然之慧, 徹照無碍, 故名神通. 欲修神通具足, 愈加默耀韜光, 誠心而守, 忌慧不用. 若露圭角, 恐染邪魔. 古云, 道高一尺, 魔高一丈. 正定之時, 或現種種善惡之聲, 或現種種違順之境, 總是魔障, 不可着他. 又須反觀一身四大, 俱是假合, 如夢似幻, 全體非眞. 但正此心, 魔自消滅. 古云, 見怪不怪, 怪自亡, 見魔不魔, 魔自滅. 或腦後有霹靂之聲, 或眼內有金星之燦, 惑項下有紅霞繚繞, 或眉間有圓光湧出. 古仙云, 項上有光猶是幻, 足下生雲未爲仙, 又於靜中, 忽見樓臺, 珠翠・女樂・笙簧・異草・奇花, 觸目女畫, 彼人不悟, 自已身心, 認作眞境, 則着魔矣. 此皆幻境, 心莫受他. 但行工夫, 休證效驗.

到此之際, 須用虛空觀, 而擴充之, 則我天谷之神, 升入太虛, 合而爲一也.

蓋虛空觀者, 應觀自心, 心本不生, 自性成就, 本來空寂, 光明遍照, 猶如虛空. 瑩徹淸淨, 廓然周遍, 圓明皎潔, 成大月輪, 量等虛空, 湛然無際. 復觀自身者, 則心境之虛空, 而通於身體之虛空; 身體之虛空, 而通於天地之虛空; 天地之虛空, 而通於太虛之虛空. 虛虛相通共成一片, 而與太虛混爲一體. 始而虛其心, 旣而虛其身, 再旣虛天地. 虛而無虛, 無虛而虛. 然虛則不知, 無虛亦不知. 則我陽神沖虛, 出入而無障碍. 然後方與天地合德, 太虛同體, 而爲混虛氏之人歟. 然欲高奔帝境, 須當煉演谷神, 常以靈知寂照爲心, 虛空不住爲觀, 抱本還元, 復歸太極, 由此漸進而不已也. 乃至無上可上, 玄之又玄, 及其無象可象, 然無不然, 則一靈之妙有. 遍法界而圓通, 貫雲漢以高躋, 與穹昊而俱合. 此乃天谷元神, 煉到至妙之處.

  章思廉云, 得太極之全體, 見本來之面目, 先天一點靈, 後天只是屋.

瑩然子曰, 煉陽神了出陽神, 自色界超無色界.

  然而出神太早, 丹經之所深訶. 旣得其母, 當遂其始, 常留神於天谷. 吾性如嬰兒之復歸, 合中下之妙用, 吾心如虛空之全體.

復煉變化陽神之法, 再加三年乳哺之養, 詳見下文.

三載化身口訣

大覺金仙如來云，從肉髻中涌百寶光，光中涌出千葉寶蓮．有化如來坐寶花中，頂放十道百寶光明，徧虛空界，大眾仰觀．

古仙所云，陰神能見人，陽神便人見也．蓋獨修一性者，所出乃陰神也，陰神則有影無形，世所言鬼仙是也．若雙修性命者，所出乃陽神也．陽神則無影有形，世所言天仙是也．故曰，道本無相，仙貴有形耳．

孟子曰，充實而有光輝之謂大，大而化之之謂聖，聖而不可知之之謂神．子思曰，聖神功化之極，其大無外，其小無內，放之則彌於六合，卷之則藏於一密．東華帝君曰，法身剛大通天地，真性圓明貫古今．若未頂門開具眼，休教散影與分形，分形散影非不妙也．奈何還殢幻軀之中？尚未可超脫，而欲千變萬化，豈不反傷於本體耶？劉虛谷曰，大功欲就三千日，妙用無虧十二時，片餉工夫修便現．老成須要過三年．必欲煉到三年之功足，神光充實全體之有餘，須用冥心端拱之法，以加乳哺養育之功．要知乳哺功純之效驗，當識天花乳墜之為信常留神於天谷，合中下之妙用．吾性如嬰兒之復歸，吾身如虛空之同體，不識不知，唯寂唯空，而心性無生滅，則陽光莫漏洩，倘有光現, 而收藏之, 用滅盡定, 而絕滅之, 則愈擴愈大, 而彌遠彌光, 直待三年, 溫養工夫已完, 加用九載. 滅盡大定事畢, 純亦不已, 無所障碍, 忽然跳出五行之外, 返還而於無極之初, 證實相妙之更妙. 得眞功全之又全, 成金剛不壞之體, 作萬年不死之人. 自然變化生神, 方可出入化身, 生之再生, 則生生而不盡; 化之又化, 則化化而無窮; 子又生孫, 孫又分支, 百千萬億, 變化莫極. 或以一則化二, 而二二則化四, 化之四層五層, 則化之而不盡. 或以一則化三, 而三三則化九, 化之六層七層, 則化之亦不盡. 或以一則化四, 而四四化十六, 化之八等九等, 則化之而無窮. 或以一則化五, 而五五化卄五, 化之十等卄等, 則化之亦無窮. 按紫陽仙翁云, 一載生一兒, 箇箇會騎鶴. 陳泥丸仙翁云, 一載胎生一箇兒, 子又孫兮孫又枝. 白玉蟾仙師云, 一體遍多, 猶如朗月而影分千水; 多身入一, 若似明鏡, 而光寓萬形. 仙家謂之分身, 佛氏謂之化身. 如世尊之不離菩提樹下, 而遍昇天宮, 與諸佛說法; 如善財之不出莎羅林中, 歷一百十城, 而遍參諸友, 自覺覺他; 紹隆佛種, 三千功滿, 而白鶴來迎, 八百行圓, 而丹書宣詔, 飛昇金闕, 近佩帝鄉. 卽鍾祖所曰, 九載功成人事盡, 縱橫天地不由親. 蕭紫虛云, 功成須是出神經, 內院繁華不累身. 會取古仙超脫法, 飄然跨鶴覲三淸.

　諸仙棄殼, 各有不同. 有從寶塔出者, 有從紅樓出者, 有看月而出者, 有對鏡而出者, 有衝頂門而出者, 有解屍骸而出者. 所以玄奧集云, 塞斷黃泉路, 衝開紫府門, 如何海蟾子. 化鶴出泥丸, 中和集云. 成就頂門開一窮, 箇中別是一乾坤. 蓋頂門一窮, 豈易開哉! 先發三昧火, 透之不通; 次聚太陽火, 衝之略啓, 二火騰騰, 攻擊不已. 霎時紅光遍界, 紫熖彌天, 霹靂一聲, 頂門開也. 呂祖師云, 九年火候直經過, 忽爾天門頂中破. 眞人出現大神通, 從此天仙可相賀, 眞人出現, 乘雲氣御飛龍, 升玉京, 遊帝闕, 飄飄雲際, 翺翔太空, 鳳篆金書, 朝赴九陽之殿, 蟠桃玉液, 位登萬聖之筵, 適意則鸞輿前引, 登雲則龍駕前迎. 紫府鰲宮欲去, 而頂中鶴舞; 丹臺瓊苑擬遊, 而足下雲生. 劫火洞燒, 我則優游於眞如之境; 桑田變海, 我則逍遙於極樂之天. 聚則成形, 散則成氣, 隱顯莫測變化無窮, 入水火而不溺不焚, 步日月而無形無影, 刀兵不能害, 虎兕不能傷, 陰陽不能變遷, 五行不能陶鑄, 閻羅不能制其死, 帝釋不能宰其生, 縱橫自在出入自由. 信乎紫陽云, 一粒靈丹吞入腹, 始知我命不由天. 此大丈夫得意之秋, 功成名遂之日也. 人生到此, 甯不快哉! 上陽子曰, 總皆凡世播英雄, 做盡功名到底空, 惟有金丹最靈妙, 大羅天上顯神通.

　　此節是修神仙之事也. 下文是修天仙之功也.

九載面壁口訣

蓋面壁者，卽眞空煉形之法．將前所化陽神，攝歸性海復煉，而其所發陽光，收回身內運轉，譬與運甕相似．若身處於甕內，焉能運之？必身處於甕外，卽能運之．而身處於甕外者，卽釋氏所謂外其身而虛空之是也．故老子云，外其身而身修，忘其形而形存．薛道光曰，若人空此幻化身，親授聖師眞軌則．張全一曰，太虛是我，先空其身，其身旣空，天地亦空；天地旣空，太虛亦空，空無所空，乃是眞空．清靜經曰，內觀其心，心無其心；外觀其形，形無其形．形無其形者，身空也；心無其心者，心空也．心空無碍，則神愈煉而愈靈；身空無碍，則形愈煉而愈清．直煉到形與神二相涵，身與心而爲一，方纔是形神俱妙，而與道合眞者也．古仙曰，形以道全，命以術延．

此術是竊無涯之元炁，續有限之形軀，無涯之元炁，是先天地陽陰長生眞精靈父聖母之炁也．有限之形軀，是後天地陽陰短促濁精凡父凡母之氣也．故以眞父母之炁，變化凡父母之身爲純陽眞經之形，則與天地壽之同也．

按孫陀羅尊者云，世尊教我，觀鼻端白，我初諦觀，經三七日，見鼻中氣出入如煙，身心內明，圓洞世界，徧我虛淨，猶如琉璃．煙相漸消, 鼻息成白, 心開漏盡, 諸出入息, 化爲光明, 照十方界. 得阿羅漢. 普照佛心曰, 鼻端有白我其觀, 却歎人從甕裡出, 最上一乘含蓄遠, 妙從玄窮覓天寬.

且元晦曰, 鼻端有白, 我其觀之.

莫認眞曰, 平生姿韻愛風流, 幾笑時人向外求. 萬別千差無覓處, 得來元在鼻尖頭.

夫人未生之前, 一呼一吸, 氣通於母; 則人旣生之後, 一呼一吸, 氣通於天. 天人一氣, 聯屬流通, 相呑相吐, 如扯鋸焉. 天與之我, 能取之得其氣, 氣盛則生也天與之天, 復取之, 失其氣, 氣絕則死也. 故聖人曰, 觀天之道, 執天之行, 每於羲馭未升陽谷之時, 凝神靜坐虛以待之. 內捨意念, 外捨萬緣, 頓忘天地, 粉碎形骸, 自然太虛中有一點如露如電之陽勃勃然, 入玄門, 透長谷, 而境上泥丸, 化爲甘霖, 而降於五內. 我則鼓動巽風以應之, 使其驅逐三關九窮之邪, 掃蕩五臟六腑之垢, 焚身煉質, 煅滓銷霾, 抽盡穢濁之軀, 變換純陽之體, 累積長久, 化形而仙. 陳翠虛曰, 透體金光骨髓香, 金筋玉骨盡純陽. 煉教赤血化爲白, 陰氣消磨身自康. 邱長春祖曰, 但能息息常相顧, 換盡形骸玉液流. 張紫瓊仙曰, 天人一氣本來同, 爲有形骸碍不通. 煉到形神冥合處, 方知色相卽眞空. 薛復命仙曰, 不知將謂氣, 得後自然眞. 董漢醉仙曰, 金用鑛鎖, 形由炁煉. 煉形之法, 總有六門. 其一曰玉液煉形, 其二曰金液煉形, 其三曰太陰煉形, 其四曰太陽煉形, 其五曰內觀煉形. 若此者, 總非虛無之道, 不合太虛同體, 惟此一訣, 乃曰眞空煉形. 雖曰有作, 其實無爲; 雖曰煉形, 其實煉神, 是修外而兼修内也. 惟用九載面壁功耳. 蓋面壁之功, 若無功可煉, 將上田之神攝歸本體, 復煉則虛無之陽, 復歸上田照養, 混融中田, 兼合下田, 而須臾不離, 爲全體大用. 煉而又煉, 空而不空, 故曰眞空, 又爲大定, 如嬰兒在母腹, 不知天地人我, 神不是神, 火非其火, 心無其心, 意無其意, 恍如太虛, 渾然無物, 混混沌沌, 空空蕩蕩, 如鴻濛未判之形, 恍恍惚惚, 杳杳冥冥, 如太極未分之象. 久而煉之, 身神合一, 自然歸於寂滅大定. 陽神老成, 變化無窮, 隱顯莫測, 形自化矣. 非但九年之大定則可也, 就千萬年之大定亦可也. 若依此法煉之百日, 七魄亡形, 三尸絶跡, 六賊潛藏, 十魔遠遁矣. 若再進功, 煉之千日, 四肢全身儼如水晶, 表裏玲瓏, 内外洞徹矣. 則心花燦然, 而靈光顯現.

　　靈光者, 慧光也.

故曰, 慧光生處覺花開.
　　蓋慧光覺花開者, 非煉形入微與道冥一者, 不能有此也.

故生神經曰, 身神幷一, 則爲眞身; 身與神合, 形隨道通; 隱則形固於神, 顯則神合於氣, 所以踏水火而無碍, 對日月而無影. 吾亡在已, 出入無間, 或留形住世, 或脫質昇仙. 有白日而飛肉屍者, 黃帝之謂也; 有留形而長住世者, 彭祖之謂也; 有受命而居天職者, 張天師之謂也; 有拔宅而昇天宮者, 許旌陽之謂也; 有示疾而終者, 王重陽之謂也; 有入仕而臣者, 東方朔之謂也. 至於老子爲柱史, 辛鈃爲大夫, 尹喜爲關令, 伯矩爲鄕士, 唐典隱毘陵, 子休治漆園留候帝者師, 四皓輔漢惠, 仇生仕殷, 輔光仕漢, 馬丹仕晉, 海蟾仕燕, 正陽棄官,純陽應擧, 常有執鞭, 琴高執笏, 若此者多不可枚擧. 彼神仙之隱顯去留, 豈世之凡夫所能測度者哉! 更若憑虛御風之列子, 折蘆過江之達摩, 若非陶質煉形之功, 又安能如此輕擧之身乎, 此神形俱妙之道? 非坐脫立亡者之所能知也? 所以不免有抛身入身之失爾. 故學仙佛之流, 若獨以煉神爲妙, 不知煉形爲要者, 是清靈善化之鬼, 何可得與高仙爲比者?

大抵溫養煉形, 無分彼此, 雖然在兩處發明, 其實是一個道理.

夫道者, 有動有靜, 靜則溫養, 動則施功. 而十月養胎, 三年養陽, 謂小定之溫養, 有爲火在焉. 而九載煉形, 千載寂滅, 謂大定之溫養, 無爲大專焉. 凡修仙者, 自始至終, 溫養爲主, 用火爲賓. 蓋煉形者, 是元神之火, 薰蒸形骸, 久而煉之形化爲炁, 亦曰溫養.

養神爲之內功, 煉形爲之外功, 內外兼修, 不相違背. 若是十日工夫無間, 乃懸涯撒手之時, 自然言語道斷, 心思路絕, 能所兩忘, 色空俱泯, 無滯無碍, 不染不着, 身似翔鴻而不可籠, 心如蓮花而不着水, 光光淨淨, 瀟瀟灑灑, 騰騰任運, 任運騰騰一個無事無爲, 自在逍遙之散漢也. 若無九年面壁之功, 卽可爲神仙, 而無天仙之位矣.

衆喜眞人云, 九年面壁無功行, 候無可候神非神. 心無其心火非火, 意無其意太虛存, 混混沌沌如鴻濛, 嬰兒如在腹中心. 不知天地與人我, 虛煉純陽性海存, 寂照上田頃不離, 久煉陽神老足能. 然而寂滅歸大定, 千萬年定亦可行, 陳搏一定千餘年, 姜壽三萬六千春, 開天定至堯皇時, 靈化張果老先生. 若無面壁功不足, 只可名山作仙神. 煉形若是少功行, 難作大羅天仙尊. 又要鼻端有白常湏煉, 杳杳冥冥覺虛靈, 煉至法力廣大神通顯. 千變萬化天外行, 如此神通再煉無, 復收性光返照眞. 化形色相心印滅, 虛空粉碎不見形, 一片光輝周法界. 猶如日月永長明, 不生不滅無來去, 萬萬劫中不壞身.

虛空粉粹口訣

聖人云，身外有身，未爲奇特，虛空粉粹，方爲全眞．故邵康節曰，聖人與太虛同體，與天地同用．

  今人求義不得，乃億之曰，體太虛之體以爲體，用天地之用以爲用．此言大似隔窓窺日，不過見其光影而已．若言體太虛之體以爲體，便是有箇太虛在，而着於體矣．何以能太虛也？若言用天地之用以爲用，便是有箇天地在，而着於用矣．何以能天地也？

然而太虛其知有體乎，其不知有體乎？然而天地其知有用乎，其不知有用乎？蓋太虛不知有體，而天地之用在於太虛之體耳．夫天地不知有用，而太虛之體在於天地之用耳．抑體其所體者，卽體其所用也；且用其所用者，卽用其所體也．乃至於粉粹虛空，方爲了當，何以故？蓋本體本虛空也．若着虛空相，便非本體也．所以云，蓋虛空本粉粹也．若着粉粹心，便不虛空也，故不知有虛空，然後方可以言太虛天地之本體也；故不知有粉粹，然後方可以言太虛天地之虛空也．究竟到此，已曾窺破虛空之本體，但未得安本體於虛空中．卽華嚴經曰，法性如虛空，諸佛於中住，到這裏自知道．虛空是本體，本體是虛空，必須再加功而上，上勝進．進則不已直到水窮山盡，轉身百尺竿頭，至必至於不生不滅之根源, 終必終於不生不滅之覺岸, 於中方是極則處, 此處無他, 不過是返我於虛. 復我於無而已. 返復者, 回機也. 故曰, 一念回機, 便同本得, 究竟人之本初, 原是虛無中來. 虛化之爲神, 神化之爲氣, 氣化之爲形, 順則生人也. 今則形復返之爲氣, 氣復返之爲神, 神復返之爲虛, 逆則成仙也.

古德曰, 何物高於天, 生天者是？何物大於虛空, 運虛空者是？蓋大道乃虛空之父母, 虛空乃天地之父母, 天地乃人物之父母. 天地廣大, 故能生萬物; 虛空無際, 故能生天地; 空中不空, 故能生虛空. 而曰, 生天地, 生萬物, 皆是空中不空者, 之有以主之也. 以其空中不空, 故能深入萬物之性, 以主張萬物而方便之也. 汝毋謂空中不空, 能深入萬物之性, 以主張萬物而方便之也, 抑亦能深入天地之性, 以主張天地而方便之也？汝毋謂空中不空, 能深入天地之性, 以主張天地而方便之也, 抑亦能深入虛空之性, 以主張虛空而方便之也？

夫空中不空者, 眞空也. 眞空者, 大道也. 今之煉神還虛者, 尤落在第二義, 未到老氏無上至眞之道也. 及其煉虛合道者, 此聖帝第一義, 卽是釋氏最上一乘之法也. 華嚴經曰, 雖盡未來際, 遍遊諸佛刹, 不求此妙法, 終不成菩提. 此法只是復煉陽神, 以歸還我毘盧性海耳.

夫毘盧性海者, 卽上丹田泥丸宮也. 所謂復煉陽神之時, 卽毘盧頂上虛懸一穴, 是煉神還虛用功, 故名曰, 虛空本體也.

所以將前分形散影化神, 攝歸本體虛空乎？

本體虛空者, 卽頂上虛空穴也.

又將本體之神, 銷歸於天谷之內.

　　天谷者, 上田也.

又將天谷之神, 退藏於祖竅之中.

　　祖竅者, 中下二田也.

如龍養頷下之珠, 若鶴抱巢中之卵, 謹慎護持, 毋容再出, 倂前所修所證者, 一齊貶向無生國裏.

　　無生國裏者, 寂照三田, 混融虛空, 全體滅盡也.

依滅盡定, 而寂滅之, 似釋迦掩室於摩竭, 如淨名杜日於毘耶. 此所以自然造化, 而復性命之, 而復虛空之至於不可以止也. 蓋而復性命, 而復虛空者, 至此已五變化矣. 變不盡變, 化不盡化, 非通靈變化之至神也. 故神百煉而愈靈, 金百煉而愈精. 煉之而復煉之, 則一爐火燄煉虛空, 化作微塵, 如萬頃氷壺照世界, 大如黍米, 少頃, 神光滿穴, 陽燄騰空, 自於內竅之內, 達於外竅之外. 故一身大竅共九, 小竅八萬四千矣. 則大竅之間, 小竅之中, 竅竅皆有神光也, 而徹內徹外, 透頂透底, 在在皆有神光也, 如百千燈照耀一室, 燈燈互炤, 光光相涉, 而人也, 物也, 莫不照耀於神光之中矣. 是則時己, 尤非其至也. 然不能塞乎天地之間, 則未滿東魯聖人乾元統天之分量也. 又斂神發光, 銷歸祖竅之中, 一切不染, 依滅盡定, 而寂滅之, 寂滅旣久, 則神光湧出如雲發電, 而從中竅貫於外竅, 上竅下竅, 大竅小竅, 竅竅皆有神光也. 而光明洞耀照徹十方, 上徹天界, 下徹地界, 中徹人界, 三界之內處處皆有神光也. 若秦鏡之互照, 猶帝珠之相含, 重重交光, 歷歷齊現, 而神也, 鬼也, 莫不照耀於神光之中矣. 妙則妙已, 尤非其至也. 然不能遍入塵沙法界, 則未滿西竺聖人, 毘盧遮那之分量也. 再又斂神弢光, 銷歸祖竅之中, 一切不染, 依滅盡定, 而寂滅之, 寂滅旣久, 而六龍之變化純全也, 則神光化爲舍利光矣. 如赫赫日輪從祖竅之內一湧而出, 化爲萬道毫光直貫九天之上. 若百天杲日放大光明, 普照於三千大千世界, 而聖也, 賢也. 及森羅萬象, 莫不齊現於舍利光之中矣. 故大覺禪師云, 一顆舍利光熠熠, 照盡億萬無窮劫. 大千世界總皈依, 三十三天咸統攝, 而舍利光旣遍滿於三千大千世界之內, 尤未盡其分量, 又自三千大千世界之中, 復於無量寶光, 直充塞於極樂世界, 而又升於袈裟幢界, 再又升於音聲輪界, 復直沖於勝蓮華界, 得與賢勝如來相會也. 自從無始分離, 今日方纔會面, 彼此舍利交光, 脗合一體, 如如自然, 廣無邊際. 所以經頌云, 諸佛似一大圓鏡, 我身猶如摩尼珠, 諸佛法身入我體, 我身常入諸佛軀. 五祖弘忍云, 一佛二佛千萬佛, 總是自心無別物. 昔年親種善根來, 今日依然得渠力. 荷澤禪師云, 本來面目是眞如, 舍利光中認得渠. 萬劫迷頭今始悟, 方知自性是文殊, 自性淸淨, 便是無垢佛; 自性如如, 便是自在佛; 自性不昧, 便是光明佛; 自性堅固, 便是不壞佛. 各各諸佛, 自身俱有, 說亦不盡, 惟一性爾. 性卽是心, 心卽是佛. 新佛舊成, 曾無二體, 以報身就法身, 如出模之像. 像本舊成, 一體無異, 舊佛新成, 亦無二形, 以法身就報身, 如金成之像. 昔未成像金, 今已成像竟, 諸佛如已成像之金仙, 衆生如未成像之金鑛, 成與未成, 似分前後, 則金體始終, 更無差別. 故圓覺經曰, 旣已成金, 不重爲鑛; 經無窮劫, 金性不壞. 原此金性, 人人本有, 箇箇不無, 至於十方衆生, 皆我金剛佛性, 而天地萬物, 咸圍我如來之法身矣. 到此地位, 方知天地與我同根, 萬物與我一體, 遍法界是箇如來藏, 盡大地是箇法王身. 實際無差, 與三世佛而一時成道. 眞空平等, 共十類生, 而同日涅槃, 法身其大也, 虛空且難籠其體. 眞心其妙也, 神鬼亦莫測其機. 窮未來際, 爲一晝夜, 盡微塵海; 爲一刹那, 前乎古而後乎今, 無不是這箇總持, 上乎天而下乎地, 無不是這箇充塞. 二祖慧可曰, 勿勿圇圇成這箇, 世世生生不變遷. 太上所以云, 天地有壞, 這箇不壞. 這箇纔是眞我, 這箇纔是眞如, 這箇纔是眞性命, 這箇纔是眞本體, 這箇纔是眞虛空, 這箇纔是眞實相, 這箇纔是菩提道場, 這箇纔是涅槃實地, 這箇纔是不垢不淨, 這箇纔是非色非空, 這箇纔是自覺聖智, 這箇纔是無上法輪, 這箇纔是本性虛無, 虛無實體, 這箇纔是常住眞心, 眞心自在, 這箇纔是佛之妙用, 快樂無量, 這箇纔是煩惱業淨, 本來空寂, 這箇纔是一切因果, 皆知夢幻, 這箇纔是生滅滅己, 寂滅爲樂, 這箇纔是金剛不變不壞之眞體, 這箇纔是無始不生不滅之元神, 這箇纔是不可稱量, 不可思議, 無邊際功德, 無量福壽佛, 這箇纔是淸淨法身, 圓滿報身, 千百億化身, 毘盧遮那佛.

偈, 天上天下無如佛, 十方世界亦無比. 世界所有我盡見, 一切無有如佛者.

修道外護事說

稽古聖先賢，所謂修道者，必先敦五倫.

五倫者,是君臣父子兄弟夫婦朋友也. 五輪之間,必先欲孝弟‧忠信‧禮義‧廉恥‧仁慈‧智勇‧節烈‧貞良之道, 敦厚而重之, 所謂仙佛聖賢之根基也.

而廣行陰隲.

陰隲者,是人所不見之處,而我所多行好事,故曰,廣行陰隲矣.

日誦天律，功過格行.

天律者,是太上感應篇,文帝陰隲文,關聖覺世經. 功過格者,是太微仙君功過格,文昌帝君功過格,玉皇上帝玉歷鈔傳,石英夫君功過格行. 此等之書,即修善積德行功察過也. 每一誦看之,每事行持之, 省自己之過惡, 積自己之善果, 久而行之不怠, 神仙可望也. 故古仙曰, 功行八百, 大羅做客, 功行三千, 大羅做仙. 蓋道之與德, 如鳥之羽瀚, 行之與功, 猶目之與足. 比魚之要泉, 似舟之欲水, 不可少一, 而所行也. 鐘祖云, 有功無行如無足, 有行無功目不全, 功行兩圓足目備, 誰云無分作神仙. 是以古仙上聖, 金丹事成, 溫養事畢, 遊戲人間, 和光混俗, 隨力建功, 隨方解難, 扶危拯厄, 救急匡時, 普度羣迷, 接引後學, 道上有功, 人間有行, 功行滿足, 潛伏待時. 只候天書降詔, 玉女來迎, 駕霧騰雲, 直入三淸, 極樂勝境. 悟眞云, 德行修逾八百, 陰功積滿三千, 寶符降詔去朝天, 穩駕鸞輿鳳輦.

搜諸道書博覽通達.

夫道書者, 其名甚多, 其註不一. 若悟眞篇, 有直註·三註·四註. 如黃庭經, 有內景·外景·註解. 道德經·金剛經·大洞經·日月經·指元篇·參同契·參虛篇·陰符經·中和集·淸靜經·入藥鏡·養眞集·採藥歌·傳道集·崇正篇·還金篇·珠玉歌·金碧經·樵陽經·鐵錢鎝·太玄經·原道歌·玉皇心經·觀音心經·濬性淵源·率性闡微·道言精義·衆喜粗言·金丹眞傳·修道眞傳·金丹四百字·火記六百篇·天機正法·天仙正理·性命圭旨·仙佛合宗·金仙証論·慧命眞經, 以上之書, 俱有註解, 要至書坊, 搜索買辦, 熟讀細看. 余之撰成修道全指, 願同志者觀之.

訪拜明師, 則眞假可知, 是道則進, 而非道可退也.

是道者, 析師指示其訣, 與此書之前後逐節相合, 此謂眞傳正道, 故則進之而修可成也. 非道者, 析師指示其訣, 與此書之前後次序錯亂, 此謂傍門外道, 故可退之, 乃修不成也.

必擇淨地名山, 方有正神護佑.

蓋淨地名山者, 抱朴子所按仙經云, 可修行居者, 惟華山・泰山・霍山・恒山・嵩山・小室山・長山・太白山・終南山・女几山・地肺山・王屋山・抱犢山・安邱山・潛山・青城山・峨眉山・綏山・雲臺山・羅浮山・陽駕山・黃金山・鼈祖山・大小天台山・括蒼山・四望山・蓋竹山, 皆是正神在其中, 若有道者登居之, 則山神助福也. 抑且老君所云, 諸小小山, 皆不可于其中. 作金液神丹, 皆無正神爲主, 多是木石妖精, 千歲老物, 血食之鬼, 此皆邪氣, 不令人作福, 但能人作禍.

尋訪同志三友, 入室共作伴侶.

同志者, 與吾心志同也. 吾心喜全五倫, 積陰功, 守五戒, 學道德, 苦行不怠, 他心亦如此, 故曰同志矣.

房屋不宜高大, 防招是非.

蓋房屋高大, 恐防盜賊, 可據爲穴之禍非矣. 僅足三五人, 所居, 以遮蔽風雨爲止, 則是矣.

墻壁必須堅厚, 以避惡虫.

而且踏地, 亦用石灰煉堅, 則無蛇虫鼠之患矣.

欲近城市街衢, 便其買辦食用等物.

城市太遠, 買辦奔走煩難, 恐護法要人多用, 閙而不靜矣.

必遠樹林古墳, 絶其鳥語風聲陰氣.

    樹林多有風聲鳥語, 驚動人心不靜, 古墳多有陰氣鬼魔侵害, 魂魄不安.

床几上下, 備置法器, 以防外魔來擾.

    床下安雄黃一斤, 以辟邪氣, 床邊掛桃梛二劍, 以辟外魔, 床內懸掛古鏡一面, 魔來鏡中卽現原形.

晝窗夜燈, 明暗適宜, 以安魂魄不損.

    太明則損魄, 太暗則傷魂.

坐宜厚褥, 食宜淡素.

    厚褥而坐, 不生煩心, 淡素而食, 不生病患.

茶宜精潔, 味須隨時.

    精潔芽茶之物, 蕩滌五臟之穢, 醬醋油鹽之味, 隨時所遇之用, 切莫煩于搜索, 謀道而不謀食.

常戒酒葷, 不吃辛·辣·鹹·苦味之太過.

    古之仙佛, 禁戒甘旨酒葷諸香五辛. 夫酒則昏性傷血, 而葷則穢臟濁氣, 香則散炁, 辛生淫精. 蓋齋戒者, 道之根本, 德之津梁, 子欲學道, 淸齋奉戒.

調養口腹, 不失饑·飽·寒·熱, 體之自安.

太飢則腹餒, 太飽則炁傷, 太寒則身損, 太熱則神傷, 故須調養自安.

入室之時, 師徒誓立同心, 苦修勤煉, 功成之候, 同自遊戲人間, 和光混俗, 普度羣迷, 接引後學, 廣施慈悲之法雨, 普濟登岸之妙藥, 物我同途, 是古佛先聖之願也. 有此外護, 則修道功果可成也.

修仙逐節口訣歌

跏趺而坐兮，合掌當胸，廻光返照兮，凝韻內聽，舌柱上齶兮，口閉牢封，身不妄動兮，心守黃庭，萬緣不掛兮，一念莫萌，外想不入兮，內意守中，虛而若無兮，忘而若存，吸不沖腎兮，呼不沖心，綿綿調息兮，徐徐緩行，念念在茲兮，時時虛甯，虛極靜篤兮，陽來復生，陽若微動兮，嫩採不精，藥物堅實兮，如月望盈，丹田暖信兮，如湯薰蒸，藥產神知兮，恍惚杳冥，癢生毫竅兮，活潑流通，時當正採兮，莫錯過令，時久望遠兮，老採無成，氣從外奔兮，神亦外奔，神返回根兮，氣亦回根，氣回將盡兮，採封候嬴，子時起火兮，須要分明，如何言火兮，後天息仍，如何用火兮，呼降吸升，用火玄妙兮，如有無形，行火鼎內兮，息效眞人，火須有候兮，數息送迎，名為刻漏兮，用定時辰，自子至巳兮，乾陽九乘，自午至亥兮，坤陰六因，三十六息兮，採取進升，二十四息兮，烹煉退沈，卯陽沐浴兮，陽火宜諄，酉陰沐浴兮，陰符宜停，若不升降兮，沐浴形容，較大周天兮，略有微形，周天三百兮，卯酉數分，再添六十分，卯酉數幷，更加五度兮，四分一零，以象閏餘兮，周天一巡，復歸於靜兮，沐浴原功，神凝氣穴兮，再候陽叢，任督運轉兮，為一字門，任督達時兮，則百脈通，儒教行庭兮，釋教法輪，道教周天兮，三教秘名，語言雖異兮，道理則同，法輪常轉兮，快樂在衷, 周身蘇麻兮, 沈痾脫根, 遍體效驗兮, 疾病誰侵, 功行至久兮, 精炁滿充, 長生可望兮, 人仙亦成, 廻風混合兮, 百日工靈, 眞陽圓滿兮, 三現印中, 火足當止兮, 丹防溢傾, 火候旣止兮, 丹隱坤宮, 眸光專視兮, 七日採工, 大藥將生兮, 六景先驚, 丹田火熾兮, 兩腎湯蒸, 身湧鼻搐兮, 兩耳風生, 目吐金光兮, 項出鷲聲, 象成火珠兮, 藥應驗奔, 天女花獻兮, 龍女珠承, 地通金蓮兮, 龍護聖躬, 大周天起兮, 罡星斡循, 下鵲橋險兮, 木座抵乘, 預防有具兮, 防廢前功, 尾閭不透兮, 閭關下存, 待其自動兮, 柔護引申, 每關三窮兮, 必由中升, 自然過關兮, 微意相乘, 夾脊玉枕兮, 亦如斯行, 直貫頂門兮, 引下眉中, 降阻印堂兮, 自行險程, 上鵲橋危兮, 木夾固封, 預備法器兮, 防漏鼻衝, 靜而凝神兮, 候機自興, 引下重樓兮, 落于黃庭, 服金丹時兮, 點化陰神, 用心目轉兮, 盤聚中宮, 左旋右轉兮, 四九而庭, 右旋左轉兮, 四六而停, 旣坎離交兮, 道胎法輪, 則道胎就兮, 佛性漸靈, 陰神漸死兮, 識性漸薨, 陽神日長兮, 智慧日增, 性天朗朗兮, 如秋月明, 命地融融兮, 如醉人昏, 心目返觀兮, 舍利薰蒸, 骨肉内鎔兮, 身體虛空, 寂照二田兮, 不昧虛靈, 混合三元兮, 無念常惺, 二炁運養兮, 常應常甯, 兩曜竝升兮, 助胎助神, 十月養胎兮, 無爲專遵, 三百功足兮, 方有名徵, 髮白再黑兮, 齒落重殂, 血紅化白兮, 身放光瑩, 或三四月兮, 食性絕終, 或七八月兮, 動脈俱停, 十月神滿兮, 睡性無蹤, 六通成就兮, 惠性全靈, 神境之通兮, 神發光鎣, 洞見肺肝兮, 隔物見形, 漏盡之通兮, 身藏寶珍, 但隨意化兮, 奇妙隨心, 天眼之通兮, 萬方見清, 天地山河兮, 如觀掌紋, 天耳之通兮, 十方音聞, 私言密語兮, 如近耳鳴, 宿信之通兮, 歷劫數通, 過去未來兮, 自心便明, 他心之通兮, 知人事情, 他意未萌兮, 我心先精, 慧性六通兮, 斷無恍惚, 變幻百出兮, 切莫認眞, 法性完全兮, 雪花飄空, 斯爲出景兮, 須當出神, 從天門出兮, 聚性光盈, 如月圓滿兮, 收性回程, 歸于泥丸兮, 用乳養功, 合下二田兮, 全體大存, 三年出入兮, 煉變化神, 每次出神兮, 天花爲憑, 或一步收兮, 二步回庭, 由近漸遠兮, 莫躐等臨, 出入純熟兮, 方可遠騰, 初如嬰兒兮, 防失路徑, 小心謹愼兮, 天下可行, 若出必防兮, 天魔試心, 或化佛誘兮, 亂我心君, 卽顧自性兮, 莫認外情, 誠還中宮兮, 復煉神功, 收藏陽光兮, 變化生神, 生之再生兮, 生生不終, 化之又化兮, 化化無窮, 煉虛合道兮, 天仙功勳, 面壁九載兮, 煉化凡身, 將前化神兮, 遺藏祖宮, 如龍養珠兮, 潛修不蹈, 依滅盡定兮, 寂滅靜心, 久之光滿兮, 陽焰騰空, 八萬四千兮, 毫竅遍身, 與之九竅兮, 窮窮光燦, 斂而藏之兮, 寂而守正, 總有光現兮, 收藏於中, 寂滅功久兮, 形骸玲瓏, 四肢全體兮, 儼如水晶, 待至功純兮, 變全六龍, 從性海出兮, 放大光明, 凡軀化无兮, 自然無蹤, 形神俱妙兮, 與道合眞, 是大丈夫兮, 志滿天沖, 白日飛昇兮, 能事畢功, 天仙逐節兮, 百六十諶, 必須熟讀兮, 不落傍門, 但願同志兮, 訪師識眞, 問何人撰兮, 隱士無名, 得此奇珍兮, 三生有因, 皆大歡喜兮, 信受奉行.

跋

昔日余訪同宗克章老兄爲師，授我先天門中三般口訣．初節，守心・止念・調息・養氣；二節，嚥津・納氣・通關・蕩穢；三節，進火・退符・溫養・沐浴等訣俱已指齊．又無大周天之後，無爲等法，又專誦心經拜佛奏表爲主，而多思慮妄相，則其識性夾雜．所修煉者，無非後天神氣而已．欲得先天神炁，未之有也．此門故要成眞者，鮮矣．余常細閱金仙證論・慧命眞經・天仙正理・仙拂合宗・性命圭旨・春園秘註，及諸丹經，皆有逐節次序．最初煉己而調藥物，次得藥採藥，而行周天，到火候，足而採大藥，行大周天，結胎・脫胎・神化・面壁・還虛等法，如人步梯，皆要依序，逐節而上下可躐等．因此撰成，故名之曰，修道全指，逐節天梯，無上甚深，微妙眞經．須將大道和盤托出，棄却皮毛，獨露骨髓，掃盡旁門曲徑，不爲盲師所惑．願同志者，一覽無疑，人人得之，個個成眞．予所後望也哉．予所厚望也哉云爾．

時在
大華民國五年歲次丙辰重陽月全浣吉旦蔣植陽子沐手敬跋於靈芝山房

三教修道惟有息中求一句天機道破無言說,
一心行善何憂仙不成三界我自善遊樂逍遙.

修道逐節書端的上天梯甚深微妙法無價之寶珠,
如來眞實義萬劫難逢遇幸人得之者逍遙自在仙.